CONTRIBUTION A L'ÉTUDE

DE LA

CAUTÉRISATION IGNÉE DE LA CORNÉE

PAR

Joseph-Léon-Édouard PASSERAT,

Docteur en médecine de la Faculté de Paris,
Ancien interne des hôpitaux de Lyon.

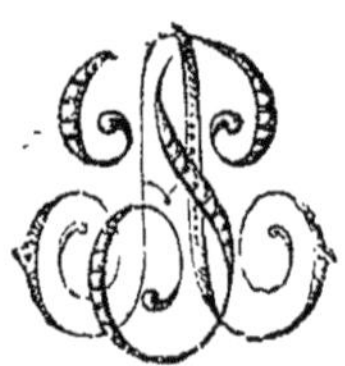

PARIS

A. PARENT, IMPRIMEUR DE LA FACULTÉ DE MÉDECINE,
29-31, RUE MONSIEUR-LE-PRINCE, 29-31

1877

CONTRIBUTION A L'ÉTUDE

DE LA

CAUTÉRISATION IGNÉE DE LA CORNÉE

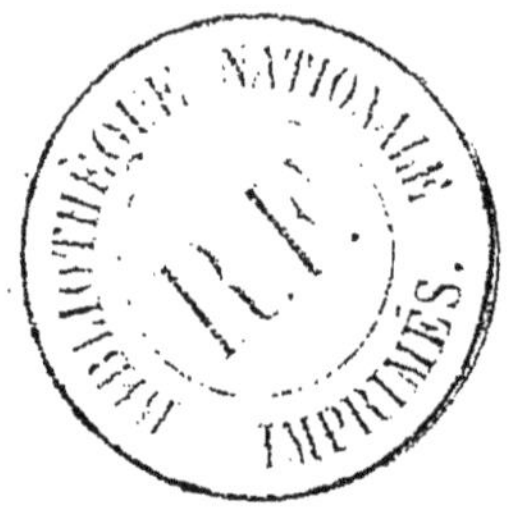

PAR

Joseph-Léon-Édouard PASSERAT,

Docteur en médecine de la Faculté de Paris,
Ancien interne des hôpitaux de Lyon.

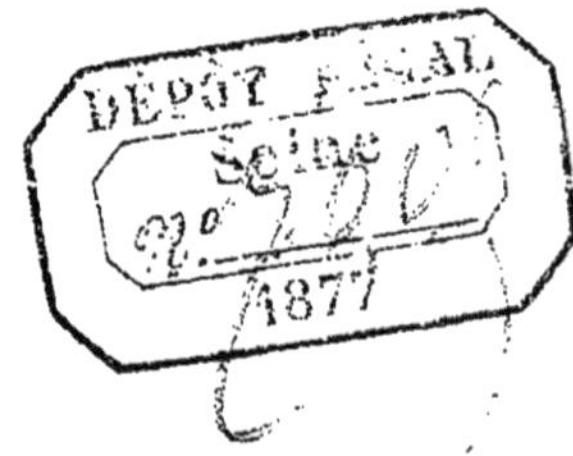

PARIS

A. PARENT, IMPRIMEUR DE LA FACULTÉ DE MÉDECINE,
29-31, RUE MONSIEUR-LE-PRINCE, 29-31

1877

A LA MÉMOIRE DE MON PÈRE

A MA MÈRE

A MES FRÈRES

A M. LE PROFESSEUR GAYET

A mon président de thèse :

M. LE PROFESSEUR TRÉLAT

A MES MAITRES

Dans les hôpitaux de Lyon.

CONTRIBUTION A L'ETUDE

DE LA

CAUTÉRISATION IGNÉE DE LA CORNÉE

Dans le cours de mon internat j'ai eu plusieurs fois l'occasion devoir employer le fer rouge dans le traitement des affections oculaires. Les effets heureux de ce puissant agent m'ont donné la pensée de ce travail et décidé à prendre la cautérisation ignée de la cornée pour sujet de thèse inaugurale.

Essayé d'abord pour cette forme graves d'ulcères de la cornée, que depuis Sœmish on désigne sous le nom d'ulcères serpigineux, le fer rouge a été ensuite appliqué à d'autres affections cornéennes, aux ulcères atoniques, au kératocone, et toujours un résultat satisfaisant est venu confirmer la confiance qu'inspirait un modificateur aussi puissant.

Quelque dur et effrayant que paraisse, au premier abord, l'emploi du fer rouge sur l'œil, il n'en est pas moins des plus pratiques et des plus efficaces : et c'est un honneur pour M. le professeur Gayet, d'avoir introduit dans la thérapeutique oculaire un agent nouveau et aussi énergique. Je n'ai pu, en effet, trouver nulle part une indication prouvant que la cautérisation ignée ait été appliquée sur l'œil même dans un but thérapeutique.

Etudier les effets immédiats et consécutifs de l'application du fer rouge sur la cornée saine, et les opposer à ceux des autres agents de la cautérisation : rechercher quelles sont les indications de son emploi dans les affections cornéennes : tel est mon but.

Dans une première partie, ou partie expérimentale, je m'occuperai de l'action du fer rouge sur la cornée saine ; je décrirai le manuel opératoire de son application ; je montrerai sa promptitude, l'innocuité relative de ses effets, et les opposera à ceux des autres agents de la cautérisation.

Dans une seconde partie, je chercherai quelles en sont les indications ; je montrerai à quel point de vue on s'est placé pour l'employer et j'apporterai des observations à l'appui. Je tiens surtout à prouver qu'il est possible d'appliquer le fer rouge sur la cornée de l'homme, et d'en tirer de bons effets dans certaines affections.

Je m'inspirerai dans ce travail des recherches et de l'enseignement de M. le professeur Gayet. La bienveillance avec laquelle il initié ses élèves aux difficultés de la science lui a acquis ma reconnaissance, et je suis heureux de lui en exprimer ici toute ma gratitude. Qu'il me pardonne si je rappelle imparfaitement ses succès et sa démonstration.

Je remercie également M. le Dr Vincent, et mon ancien collègue Victor Duchamp, du bienveillant concours qu'ils m'ont prêté dans mes recherches.

PREMIÈRE PARTIE

Le fer (ou l'acier) rougi au feu est le cautère le plus anciennement connu et aujourd'hui encore le plus généralement employé. C'est celui qui nous a servi dans les expériences sur les animaux, et que nous avons vu employer dans le traitement des affections de la cornée humaine.

Est-il le meilleur? Avant d'entrer dans les détails du manuel opératoire et d'étudier les résultats de la cautérisation, il n'est pas inutile de répondre à cette question. Les détails dans lesquels j'entrerai en feront mieux comprendre les effets thérapeutiques.

Nature du métal employé. — Presque tous les métaux ont été vantés et dotés par leurs partisans de vertus spécifiques contre telle ou telle maladie. Les Arabes imaginèrent les cautères d'or et d'argent, et les exaltèrent comme causant une douleur moins forte.

Percy nous apprend qu'Arnaud, Roger les conseillèrent principalement dans les maladies des parties génitales et des yeux. Marc-Aurèle Sévérin leur accorde la préférence sur toutes les autres matières. Lisfranc a aussi préconisé l'argent, ainsi que Guillaume de Salicet, Fabrice de Hilden, Brouillard (*Mém. de l'Académie*, 1754).

Cependant, malgré l'engouement de quelques chirurgiens pour tel ou tel métal, on en revient presque toujours au fer et à l'acier, et depuis les travaux de Percy on leur donne la préférence. Outre qu'ils sont susceptibles de se pénétrer d'une grande quantité de calorique, et qu'on peut déterminer avant leur application la profondeur et l'étendue des eschares, les cautérisations de fer et surtout d'acier ont sur les autres l'avantage d'être peu chers, de pouvoir être confonctionnés facilement et de changer de couleur suivant la température. Dès qu'ils s'échauffent, ils prennent des teintes variées qui font distinguer de suite leur degré de chaleur. Au rouge sombre, ils contiennent déjà beaucoup de calorique ; à mesure que le feu agit plus fortement, ils prennent une teinte plus claire, désignée sous le nom de rouge-cerise. Enfin ils sont à leur plus haut degré de chaleur lorsqu'ils sont au rouge blanc.

« L'acier, dit Philippeaux, dans son traité classique, mérite la préférence sur le fer parce qu'il ne s'oxyde pas par l'action du feu, qu'il s'imprègne d'une plus grande quantité de chaleur, et qu'il la garde plus longtemps. Plongé dans l'eau après avoir été rougi, il reprend sa dureté, se retrempe de nouveau, ce qui le met à l'abri de la rouille.»

Quant à l'étude comparative des effets des divers cautères métalliques, les nombreuses expériences qu'on trouve dans le travail de Hopp la rendent facile. Cet auteur reproche au cuivre de produire une brûlure inégale, de perdre sa chaleur trop rapidement, à l'argent de ne pouvoir être porté à une haute température sans se fondre, et de se refroidir bientôt. Pour lui, l'or s'échauffe et se refroidit encore plus vite ; il devient en s'échauffant plus blanc que le cuivre, moins que l'argent, brûle plus vite que le fer et rayonne moins de calorique. Quant au platine, vu sa grande capacité pour la chaleur, il est supérieur à tous les cautères, lorsqu'il s'agit de brûler profondément et vite. (Das Feuer als Heilmittel oder die Theorie des Brennens in Heilkunde, Bonn, 1847.)

La forme et le volume du cautère devant varier suivant la partie à atteindre et le mode de cautérisation à pratiquer, il est naturel de se servir pour celle de la cornée d'instruments spéciaux. M. Gayet a fait construire des cautères de forme et de volume différents, qu'il a présenté à la Société de chirurgie. Il a aussi employé une simple aiguille de bas, enfoncée dans un bouchon comme manche. C'est ce dernier cautère dont on s'est servi dans les expériences sur les animaux, et il me semble réunir plusieurs avantages : on peut se le procurer partout et rapidement, le manier sans crainte, le chauffer facilement, et comme il perd rapidement sa chaleur, on n'a pas à craindre d'aller trop profondément.

Mode de chauffage. — On peu chauffer le cautère à un foyer quelconque, cependant une lampe à alcool, un bec de gaz sont préférables à la bougie et au foyer de charbon, parce que le cautère ne se charge pas de particules charbonneuses et conserve plus longtemps son poli. D'un autre côté, une lampe à alcool étant très-portative, on peut, en s'en servant, chauffer le cautère presque à l'insu du malade, et même pratiquer la cautérisation à son lit.

Quant au *degré de température* auquel doit être porté le cautère, pour s'en rendre compte, il suffit de se rapporter a l'action du calorique sur les tissus, En effet le cautère actuel peut agir de deux façons : ou bien il les détruit par combustion complète et incomplète; ou bien, en les portant subitement à une très-haute température, il en modifie les éléments constituants à tel point, que tout échange organique devenant impossible, il sont frappés de mort et doivent être éliminés; or l'un ou l'autre de ces effets se produira suivant la température plus ou moins élevée du cautère et suivant le plus ou moins de résistance de la partie cautérisée à l'action du feu.

Si la source de chaleur est très-élevée (galvano-cautère, cautère à gaz), la désorganisation est complète ; les parties constituantes de toute substance organique, hydrogène, oxygène, azote, carbone, se dégagent à l'état de combinaison volatile; tandis que si le cautère est porté à une température moins forte, elles se carbonisent, une eschare se produit, formée par les matières organiques désorganisées ou incomplètement brulées.

Les cautères métalliques, à l'exception peut-être du thermo-cautère, n'ont jamais une action destructive comparable à celle du galvano-cautère. Ils se refroidissent rapidement; à peine la pointe cautérisante, chauffée au plus haut degré possible, est-elle posée sur un point du corps que déjà elle a perdu de son calorique et produit des effets décroissants. Au blanc, le fer a une action destructive rapide et profonde : la chaleur rayonnante agit assez loin, et peut porter des troubles irréparables bien au delà du point cautérisé. Mais en revanche, il n'adhère pas. Enfin, son application est peu douloureuse. « Le fer rougi, dit Percy, est à celui qui est simplement chaud, pour la douleur de l'adustion, ce qu'est un bistouri, bien tranchant, à un bistouri émoussé pour celle de la section. » Au rouge cerise, l'action du fer rouge est moins profonde, plus limitée en surface et le rayonnement moins considérable. Au rouge sombre, l'effet du cautère est bien atténué ; il adhère à la surface des plaies touchées et se couvre de matières charbonneuses. Enfin son application est très-douloureuse.

Il faut aussi tenir compte de la nature du tissu sur lequel le cautère métallique est appliqué : il peut, en effet, être plus ou moins bon conducteur de la chaleur, se laisser pénétrer par une quantité de calorique suffisante pour étendre, au delà des points touchés, la désorganisation et la mort.

Bonnet s'est occupé de cette question. Il a démontré que la profondeur à laquelle pénétrait la chaleur variait avec les tissus, et était d'autant plus grande que ceux-ci étaient plus secs et offraient une structure plus fibreuse. Je ne m'arrêterai pas sur ses expériences, ayant à y revenir bientôt ; je n'en tire que cette conclusion, appuyée sur les expériences et les travaux de

M. Jansens, que la cornée est dans les meilleures conditions pour se laisser pénétrer par la chaleur.

Des détails dans lesquels je suis entré, je crois pouvoir conclure : le fer ou l'acier doit être choisi pour former un cautère ; le degré de température à donner au cautère variera avec l'effet que l'on veut obtenir, c'est-à-dire suivant que l'on veut détruire, ou simplement modifier. Mais toujours il faudra éviter une chaleur trop basse ou trop forte : la première fait adhérer le cautère à la cornée, la seconde, outre les désordres immédiats produits, fait craindre la propagation de la chaleur aux parties profondes de l'œil.

C'est en partant de ces données que, dans les expériences sur la cautérisation de la cornée, on s'est servi d'un cautère formé d'une aiguille de bas, enfoncée dans un bouchon servant de manche, qu'on a employé la lampe à alcool pour donner les températures désirées.

Effets primitifs.

Il est inutile de rapporter en détail toutes les observations fournies par les expériences sur les animaux. Elles se ressemblent toutes, les effets primitifs et consécutifs ont été les mêmes, et les différences qui se sont présentées ne dépendant que de détails opératoires, leur exposition serait superflue et fastidieuse. Je me contenterai donc de suivre, dans l'étude de la cautérisation de la cornée, la marche ordinaire des auteurs qui se sont occupés de la question, c'est-à-dire d'exposer d'abord les effets primitifs, puis les effets secondaires, en me reportant toujours à ce qui a été observé, et en opposant les résultats obtenus à ceux des autres agents de la cautérisation. Cette exposition et cette comparaison permettront de porter un jugement plus sûr.

Une aiguille de bas de moyenne grosseur, implantée dans un bouchon de liége est chauffée à la lampe à alcool. Parvenue à la couleur blanche, elle est rapidement portée sur la cornée d'un animal, lapin ou mouton, fortement maintenu, dont les paupières sont écartées par un aide. L'animal fait un léger mouvement. Le contact est-il de quelques secondes, on voit se former autour de la pointe un bourrelet blanchâtre, comme ouffié, entouré d'une zone nuageuse. En même temps la cornée se déprime au point cautérisé, qui devient le centre de plis radiés parfaitement visibles.

Le contact est-il plus prolongé, tous les symptômes précédents sont plus marqués, mais dans l'un comme dans l'autre cas, l'aiguille n'a aucune tendance à adhérer à la cornée.

Ne porte-t-on au contraire l'aiguille qu'au rouge brun, l'animal paraît impressionné plus douloureusement. Il se forme aussi un bourrelet périphérique, mais la zone nuageuse et le racornissement de la membrane sont à peine marqués; l'aiguille adhère à la cornée, et l'on est obligé de faire de petits mouvements de rotation pour l'enlever.

Tel est l'exposé rapide de phénomènes généraux observés après l'application d'une aiguille d'acier fortement chauffée. Je vais les étudier successivement et passer en revue les différentes particularités qu'elles peuvent présenter. J'aurai également à étudier la propagation possible de la chaleur aux parties profondes de l'œil.

Eschare : l'eschare produite est blanchâtre, molle, concave, à fond noirâtre et paraissant d'autant plus profonde que sa périphérie est soulevée par un petit bourrelet jaunâtre, comme soufflé. Ce dernier est peu adhérent et disparaît bien vite sous l'influence des mouvements des paupières. Tout autour on observe dans la cornée une infiltration nuageuse, formant une zone, d'autant plus considérable que l'aiguille a été portée à une température plus élevée.

L'eschare, outre sa coloration blanchâtre, présente des particularités intéressantes. Elle reproduit la forme de l'instrument employé; dans le cas présent, elle est ronde, mais son diamètre est plus grand que celui de l'agent cautérisant, conformément à ce que l'on observe sur les autres tissus.

Elle est concave, et cette concavité paraît elle-même augmentée par la présence du bourrelet périphérique. On ne peut cependant l'attribuer exclusivement à la pression de l'aiguille ; j'ai dit que la pointe ne faisait que toucher la cornée, et dans la cautérisation de la peau avec les moxas, cette concavité s'observe également ; si bien qu'on a plus de raison pour l'attribuer à l'action de la chaleur qu'à la pression du cautère.

L'eschare est aussi parfaitement limitée ; et cette limitation est surtout manifeste lorsque le bourrelet périphérique a été emporté par les mouvements des paupières. On observe alors une petite plaie, d'un diamètre plus grand que celui de l'aiguille, à fond noirâtre, bordée d'un léger liseré blanchâtre taillé à pic.

Quel que soit le degré de la température employée, cette plaie est superficielle et le tissu propre de la cornée est à peine atteint.

J'ai encore à signaler la zone nuageuse entourant le point cautérisé et siégeant dans la cornée, elle disparaît en peu de jours. Mais j'insiste sur son existence, parce qu'elle explique pourquoi les malades cautérisés sont peu soulagés sur le moment, et voient les objets comme dans un brouillard.

M. Gayet a bien voulu examiner au microscope quelques cornées de lapin cautérisées au fer rouge. Voici le résultat de son examen qu'il m'a fait parvenir. Les lapins ont été sacrifiés quelques heures après la cautérisation.

1er. Une *coupe tangentielle* passant immédiatement au dessous de la petite cupule produite par l'aiguille donne à un faible grossissement :

1e une coupe fine d'épithélium;

2o un bourrelet circulaire d'épithélium brûlé;

3e Dans l'intérieur de ce bourrelet une substance comme vitrifiée, percée de trous arrondis et s'imprégnant difficilement par l'hématoxyline ;

4o Enfin doublant la couche précédente on trouve une lame de cornée saine.

2o Sous une *coupe méridienne* faite à travers la cupule, on voit :

1o Une large zone autour de la brûlure plus dense, moins disposée à se fendiller que le reste de la cornée. Au milieu de cette zone on aperçoit la déchiqueture faite par le cautère;

2o Les extrémités des faisceaux cornéens irrégulièrement fendus;

3o Dans le fond une perte de substance concentrique à la surface et paraissant suivre une couche cornéenne;

4o Le système corpusculaire de la cornée, même au voisinage le plus immédiat de la brûlure, ne paraît subir aucune altération. Cet état n'a pas varié avec les plus forts grossissements.

Raccornissement de la cornée. — Les parties environnantes sont attirées vers le point cautérisé comme vers un centre, et froncées plus ou moins profondément. Bonnet a étudié ce raccornissement sur la peau (Traité des maladies articul. t.I, p. 117. Philippeaux, Traité de la cautérisation). Par l'expérimentation cadavérique, il est facile de se faire une idée exacte de l'étendue de cette rétraction. Il suffit pour cela de tracer autour de la surface à cautériser des cercles concentriques et d'observer jusqu'à quel point leur diamètre sera réduit. Sous l'influence des boutons de feu, la peau se retire et offre après leur action une surface réduite de moitié. Ce resserrement de la peau est porté au plus haut degré, à la suite de la cautérisation transcurrente, et comme on applique ordinairement les raies de fer sur toute l'étendue d'une articulation, Bonnet dit qu'il suffit pour s'en rendre compte de placer le doigt au dessous des téguments.

Sur la cornée, j'ai essayé aussi de me rendre compte de cette rétraction ; mais la surface sur laquelle on opère est trop petite, présente une connexité trop prononcée pour permettre de la mesurer. Quoi qu'il en soit, la retraction existe, et il est facelle de voir le raccornissement vers le point cautérisé, raccornissement qui variera suivant la pression et la température donnée au cautère.

Pénétration de la chaleur aux parties profondes. — Il est naturel de se demander s'il n'est pas dangereux de porter sur nu organe aussi délicat que l'œil un corps fortement chauffé. Cette crainte est d'autant plus sérieuse qu'en réfléchissant à la structure et à la position de la cornée, on est dans les meilleures conditions pour favoriser la pénétration de la chaleur dans les parties profondes. En effet, Bonnet, Philippeaux ont démontré que le calorique pénétrait d'autant plus profondément que les tissus sur lesquels on agissait étaient plus secs et présentaient une structure plus fibreuse. Pour le prouver, voici les expériences que ces auteurs ont faites. Un fer rouge, appliqué légèrement sur la peau d'un cadavre de manière à ne point la détruire, s'éteint lentement et fait pénétrer la chaleur presque aussi loin que la moxa. Mais, si avec le fer rouge on détruit rapidement la peau, de manière à le faire plonger dans les parties saines sous-jacentes, le contact de l'humidité et de la graisse l'éteint rapidement et la chaleur pénètre à peine à quelques lignes de profondeur au delà de la partie escharifiée.

Voici une expérience bien propre à donner une idée exacte de l'importance de la siccité des parties pour la transmission de la chaleur. On détache un morceau de peau de la couche sous-cutanée, on pratique du côté épidermique une cautérisation transcurrente, à la manière des vétérinaires, la chaleur pénètre avec rapidité toute l'épaisseur de la partie cautérisée. Mais qu'avec le même fer rouge à un degré égal, on pratique des raies de feu sur la face interne du morceau de peau, en y mettant même beaucoup d'insistance, il sera impossible de faire pénétrer la chaleur jusqu'à la pulpe du doigt.

J'ai donc dû rechercher à quelle profondeur de l'œil pénétrait la chaleur dans la cautérisation ignée de la cornée. Une aiguille chauffée à blanc est rapidement portée sur une cornée derrière laquelle on a appliqué directement la boule d'un thermomètre. Au moment du contact, qui est de quelques secondes, le thermomètre monte de 4 degrés centigrades, et l'expérience répétée plusieurs fois à toujours donné le même résultat. Place-t-on au contraire la boule du thermomètre dans la chambre antérieure, de manière qu'elle soit séparée de la face postérieure de la cornée par une couche d'humeur aqueuse, la colonne mercurielle ne monte plus que de un degré à un degré et demi. Le thermomètre est-il dans le corps vitré, la colonne ne subit qu'une très-légère oscillation. Vient-on à appuyer fortement l'aiguille de manière à détruire rapidement la cornée, l'aiguille s'éteint bien vite, et n'influence pas le thermomètre.

Ces expérience confirment celles que M. Jansens a communiquées à l'Académie des sciences le 23 juillet 1830 ; il a prouvé que les milieux de l'œil chez les animaux supérieurs, qui sont d'une transparence si parfaite pour la lumière, possèdent au contraire la propriété d'absorber d'une manière complète les rayons de chaleur, opérant ainsi une séparation des plus nettes entre ces deux irradiations. Il a trouvé que la cornée absorbait les deux tiers de la chaleur; l'humeur aqueuse les deux tiers du reste, de sorte qu'une fraction extrêmement faible se présente aux autres milieux.

De ces expériences, on peut conclure, il me semble, qu'on n'aura pas à craindre les effets de la propagation de la chaleur sur la rétine, et que si l'on applique peu de temps un petit cautère sur la cornée, la chaleur ne pénétrera pas jusqu'au fond de l'œil.

Douleurs. — Glandorp, cité par M. Benj. Anger, dans sa thèse sur la cautérisation, disait qu'il aimerait mieux supporter dix fois la douleur produite par le cautère actuel, qu'une seule fois celle du potentiel. Dans les expériences sur les animaux, on a remarqué peu de douleurs, l'animal cherchait bien à cacher son œil dès que l'aiguille touchait la cornée, mais il ne réagissait pas comme lorsqu'on lui fait supporter une douleur considérable. Chez les malades cautérisés dans un but thérapeutique et qui ont pu rendre compte de leurs snsations, les résultats n'ont pas été moins satisfaisants, ils n'ont pas souffert autant qu'on aurait pu le craindre. J'ai vu ceux qui avaient des ulcères graves de la cornée supporter la douleur sans faire de mouvements, et sans être anesthésiés. Un jeune homme, qui avait un vieil ulcère torpide, a supporté la cautérisation sans être endormi et sans remuer l'œil, malgré une photophobie assez forte : après l'opération il disait que la douleur n'était pas très-forte, qu'elle consistait en une cuisson légère, augmentée par le mouvement des panpières, et cessant lorsqu'elles restaient en repos.

Je ferai remarquer que les mouvements réflexes et la douleur ne sont jamais aussi considérables que lorsque l'aiguille touche ou seulement approche du bord palpébral, aussi faut-il avoir soin de bien protéger les paupières, car elle sont très-sensibles, tandis que la cornée l'est peu.

Cependant, si l'on a affaire à un jeune homme, si surtout on veut être sûr d'avoir une cautérisation peu étendue, il est préférable de suivre la pratique de M. Gayet, c'est-à-dire anesthésier légèrement le malade, non-seulement pour lui éviter la douleur, mais surtout pour empêcher les mouvements réflexes.

Une bonne précaution aussi est de ne pas faire connaître au malade le genre d'opération que l'on va pratiquer et de lui en cacher les préparatifs.

Il faut également portée le cautère à une température assez élevée : au rouge cerise, même au rouge blanc, car à une température plus basse l'aiguille adhère à la cornée et provoque des mouvements réflexes plus marqués.

Effets consécutifs.

Nous venons de passer en revue les effets primitifs de la cautérisation ignée pratiquée sur la cornée avec un cautère de petite dimension : il faut maintenant examiner les effets de l'opération, et voir si quelque accident peut survenir.

L'animal, abandonné à lui-même, après la cautérisation se remet à courir et à manger comme auparavant. Vient-on à l'examiner quelques heures après, on observe que le bourrelet périphérique, comme soufflé, formé sur les bord du point cautérisé, a presque disparu; il ne reste plus qu'une petite plaie d'un diamètre plus grand que celui de l'instrument employé et bordé par un liseré taillé à pic. Quant à la réaction, elle est presque nulle ; l'animal continue à ouvrir les paupières et ne semble nullement incommodé.

Ce manque de réaction continue jusqu'à la cicatrisation, et dans toutes les expériences faites on n'en a jamais observé, quelles qu'aient été la profondeur atteinte et la chaleur donnée au cautère.

Quant à la plaie elle-même, voici ce qu'on observe : si la cautérisation a été légère, dès le troisième jour il ne reste plus qu'un léger trouble, qui disparaît au bout de quelques jours.

Si la perte de substance a été plus considérable, il se forme une petite ulcération à fond grisâtre, présentant des points noirâtres et entourée d'une légère infiltration blanchâtre de quelques millimètres. Vers le huitième jour, l'épithélium est reformé ; par l'examen oblique, on aperçoit les images catoptriques, mais il reste à l'examen direct une tache qui va en diminuant et disparaît complètement au bout d'une dizaine de jours.

Si l'on a fait une cautérisation vigoureuse, en appuyant un peu l'aiguille portée à une forte température, la plaie formée met plus longtemps pour se cicatriser. Le bourrelet périphérique disparaît le lendemain de l'opération et alors on a une plaie plus large que l'aiguille, blanchâtre, moins profonde en réalité qu'elle ne paraît, en raison de la saillie des bords, et tout autour une infiltration. Les jours suivants, le trouble périphérique diminue ; la plaie se présente sous la forme d'une ulcération à fond grisâtre qui se comble rapidement. Vers le dixième, douzième jour, l'épithélium recouvre la perte de substance : si on l'examine alors, on a les images catoptriques, mais à l'examen direct il reste un trouble nuageux et l'examen oblique permet de constater à cet endroit une petite facette. Peu à peu le trouble diminue, et il faut parfois examiner avec soin pour retrouver les traces de la cautérisation, cependant si l'on regarde obliquement, on aperçoit un aplatissement de la cornée. Chez un lapin cautérisé fortement, et conservé pour suivre la cicatrisation jusqu'à la fin, les images catoptriques se voyaient dès le douzième jour, mais après un mois et demi, il n'existait plus qu'un léger trouble diminuant tous les jours ; à l'examen oblique on apercevait une facette indiquant le point ou le cautère avait été appliqué.

Tels sont les effets primitifs et consécutifs de la cautérisation ignée de la cornée chez les animaux ; il est permis, je crois, de conclure que cette opération est non-seulement possible, mais qu'elle présente encore des avantages. Son manuel opératoire n'est pas compliqué ; elle peut se faire partout, même au lit du malade ; l'eschare qu'elle produit est peu étendue, bien limitée ; son action est prompte, peu profonde ; on peut le graduer à volonté ; elle n'est pas accompagnée d'une douleur forte, ne provoque pas de réaction inflammatoire, et les traces qu'elle laisse sont minimes. J'insisterai surtout sur ces points : limitation de l'action du cautère actuel ; absence de réaction inflammatoire consécutive et de leucome considérable.

Limitation parfaite de l'effet produit par le cautère actuel. — Non-seulement le fer rouge produit promptement et sûrement une eschare, mais cette eschare offre des bords nets et précis : il diffère en cela du nitrate d'argent, dont l'action est difficilement limitable au moment de l'opération et consécutivement. Appliqué sur l'œil, le nitrate d'argent se dissout facilement, provoque la momification des élements cornéens, et formant avec eux des composés salins, des albuminates, se répand avec d'autant plus de facilité que l'œil est plus humecté par les larmes, puis va cautériser bien au delà du point touché, produisant ainsi des eschares avec prolongements et fusées irrégulières. De plus, si l'on n'a pas soin de neutraliser immédiatement avec l'eau salée, il restera encore assez de caustique pour amener des désordres sur la conjonctive palpébrale. On peut, il est vrai, toucher d'une manière légère la cornée, et neutraliser sur le champ ; Mais dans ce cas, l'eschare sera trop superficielle et on ne pourra en attendre les résultats thérapeutiques désirés.

Absence de réaction inflammatoire. — J'insiste sur cette particularité, car il semblerait de prime abord que le fer rouge appliqué sur l'œil doit amener une réaction considérable. Dans toutes les expériences faites sur les animaux la cautérisation ignée n'a jamais été suivie de symptôme inflammatoire. A peine observait-on un peu d'hyperémie conjonctivale et quelques mucosités sur les bords palpébraux. Chez les sujets que j'ai vu cautériser dans un but thérapeutique, il en a été de même, la réaction ne s'est montrée, ni dans le jour de l'opération, ni dans les jours suivants : chez les uns et les autres, la cicatrisation arrivait sans qu'on ait eu à redouter un accident.

En est-il de même lorsqu'on cautérise avec le nitrate d'argent pur? Pour m'en rendre compte, j'ai cautérisé la cornée de quelques lapins avec le crayon. L'application du caustique n'a pas été plus douloureuse que celle du fer rouge, mais en examinant l'animal quelques heures après, j'ai été surpris de l'inflammation provoquée, les paupières étaient collées par la sécrétion, et si je les entrouvais, il s'écoulait une quantité assez forte de pus. Autour de l'endroit cautérisé, l'inflammation était forte, et l'animal paraissait abattu; cet état était d'autant plus frappant qu'à côté, d'autres lapins cautérisés avec l'aiguille couraient et mangeaient comme d'habitude sans avoir les yeux enflammés.

Pour juger des effets de l'application du nitrate d'argent sur la cornée humaine, je ne ferai que rapporter le paroles de Guépin de Nantes et la précaution qu'il était obligé de prendre lorsqu'il employait ce genre de cautérisation : « habituellement ces cautères occasionnent une vive douleur et excitent une réaction qui devient très-violente; je remédie à la douleur par des cataplasmes arrosés d'eau blanche appliqués sur l'œil, par des frictions narcotiques sur le front et les tempes, par la diète, et par des potions calmantes. Je combats l'inflammation proprement dite par une forte application de sangsues derrière l'oreille, en ayant soin, au moment où elles tombent, d'empêcher toute flexion vers la tête, par des révulsifs sur les membres inférieurs et surtout supérieurs. » (Des cautères pratiqués à la cornée dans le traitement des inflammations avec opacité de la membrane de l'humeur aqueuse, An. d'oculist. tom. XXXII, 1854.) Telles sont les paroles de Guépin ; elles sont assez explicites, et les faits observés sur les animaux concordent avec ce qu'il a vu. Il est donc permis d'affirmer la supériorité du fer rouge, lorsqu'on veut agir fortement, promptement et sûrement sur la cornée, dans un but thérapeutique.

Mais ce ne sont pas les seuls avantages sur lesquels je dois insister ; il en est un autre qui mérite d'être pris en considération. Le fer rouge appliqué sur la cornée produit la combustion des éléments atteints, et par suite une eschare bien limitée. Il se fait consécutivement une cicatrisation plus ou moins rapide suivant le profondeur de l'eschare, la pression de la chaleur et la durée d'application du cautère, cicatrisation qui se termine par la formation d'une cicatrice légère, blanchâtre, dont l'opacité disparaît presque complètement. Le nitrate d'argent, lui, outre l'eschare superficiel qu'il produit, peut en raison de sa solubilité pénétrer plus profondément, et former avec les éléments cornéens des composés colorés indélébiles, qui s'opposeront plus tard pour toujours au passage des rayons lumineux. Cette complication arrivera d'autant plus facilement, qu'on est obligé de revenir plus souvent à la cautérisation et qu'il existe déjà *une porte d'entrée*.

En effet Heckel (Journal thérapeutique n°s 8, 9, 1874) a prouvé que les applications de solution argentine ne peuvent produire de taches métalliques, s'il ne s'est pas formé au préalable sur la surface cornéenne une ulcération plus ou moins grande qui en permette l'infiltration dans le tissu transparent. Il ne faut pas non plus oublier que le dépôt métallique a une plus grande tendance à s'opérer dans les couches profondes que dans les couches superficielles, tandis que la tache résultant de l'action du fer rouge sera toujours superficielle. Enfin Heckel fait allusion à la production de taches qui ne peuvent exister avec le fer rouge. « Quelquefois, dit-il, le dépôt métallique, au lieu de se faire dans les mailles de la cornée, se produit dans l'ulcération même, par la substance mal dissoute, qui comble alors la perte de substance. Ce dépôt, quoique corps étranger, n'est pas expulsé, et peut même être recouvert par une formation épithéliale. »

Indications générales de la cautérisation ignée de la cornée.

Après avoir étudié les effets primitifs et consécutifs de la cautérisation ignée de la cornée, en avoir décrit le manuel opératoire et montré combien cette opération est facile, prompte et sans danger, il est naturel de se demander dans quel cas on peut l'employer, contre quelles affections cornéennes on peut l'utiliser, en un mot quelles en sont les indications.

Lorsque le chirurgien cautérise, il se propose ordinairement de détruire ; mais souvent ce n'est pas son seul dessein : il peut avoir un but moins restreint, dépasser l'acte matériel qu'il accomplit, et en viser les conséquences. Pour lui l'opération est un moyen puissant pour imprimer à l'affection une modification salutaire, ou bien il veut utiliser les résultats de la cautérisation, par exemple la formation d'un tissu solide et retractile. En d'autres termes, la cautérisation peut être destructive, modificatrice ou formatrice.

Il est facile de voir ce que ces diverses dénominations d'une même opération ont d'artificiel. Au fond il n'y a qu'une cautérisation, c'est-à-dire un acte qui a pour résultat immédiat la mort plus ou moins rapide d'une partie circonscrite du corps. Cependant cette classification, si arbitraire qu'elle soit, a le grand avantage de permettre au chirurgien de choisir immédiatement le procédé le mieux en rapport avec le résultat qu'il veut obtenir.

Cautérisation modificatrice. — Les agents de la cautérisation, mis en contact avec les tissus normaux ou d'origine morbide, ont pour effet constant de détruire les parties qu'ils touchent. Mais souvent un autre but est atteint du même coup : tout en produisant une eschare plus ou moins profonde, ils produisent des modifications importantes.

Ainsi la cautérisation peut transformer la surface d'une solution de continuité dont la cicatrisation marche mal (plaies fongueuses, ulcère, etc.) en une eschare plus ou moins profonde, à laquelle succédera une plaie saine, marchant franchement vers la guérison. Elle peut aussi substituer à une inflammation dont la marche et la durée sont connues, une inflammation dont la marche et la durée sont préférables. Dans ces cas, nous pouvons à bon droit l'appeler modificatrice. Le fer rouge n'est pas ici purement destructeur ; il produit une eschare, il est vrai, mais en même temps il impressionne les tissus voisins et change leur vitalité. C'est ainsi qu'on a proposé de cautériser les plaies qui présentent un temps d'arrêt dans leur marche vers la guérison, et qui, au lieu de progresser, offrent un aspect flasque. C'est ainsi qu'on a employé le fer rouge dans le cas d'ulcères rebelles et fongueux, dont la sécrétion est de mauvaise nature, dans le cas de pourriture d'hôpital, de pourriture scrofuleuse, pour modifier les tissus et exciter une réaction salutaire (Follin tom. 1 p. 135), dans les affection utérines, pour augmenter la vitalité de l'organe (Courty, Traité p. 247). Il est difficile de citer toutes les maladies contre lesquelles on a employé la cautérisation comme agent modificateur. Les exemples précédents suffisent pour montrer les bons effets qu'on est en droit d'en attendre: car quoique nous ne soyons pas fixés sur le mécanisme suivant lequel s'opèrent ces heureux changements, qu'on admette une irritation directe, modificatrice par elle-même, ou bien une action substitutive ou révulsive, les indications n'en sont pas moins nettement formulées, et la pratique chirurgicale n'en a pas moins prononcé à leur égard.

Partant de ces données, et frappé des effets du fer rouge sur la cornée saine, M. Gayet a été amené à s'en servir pour le traitement des ulcères cornéens, qui en raison de leur marche ont reçu le nom d'ulcères torpides, et menacent de s'éterniser. Les quelques observations que je donne plus loin montreront les bons effets d'un modificateur aussi précieux, et mettront en évidence ses avantages sur le nitrate d'argent.

Cautérisation destructive et modificatrice. — A côté de la cautérisation purement modificatrice, on doit placer la cautérisation destructive, c'est-à-dire celle dans laquelle on a pour but de detruire les tissus infiltrés de virus et de venins comme par exemple dans les cas de plaies virulentes : rage, morve, farcin, morsures de serpent, pustule maligne, etc. Dans ces cas on se propose de faire disparaître rapidement et sûrement le mal et d'empêcher son extension. On a alors recours au fer rouge qui est d'un emploi facile et expéditif, et je n'ai pas besoin de dire qu'on a souvent réussi.

Souvent aussi ces deux fins seront dans le pensée du chirurgien. Il se proposera en même temps de détruire et de modifier ainsi, dans le cas de chancre simple ou réinoculable, on cautérise profondément non-seulement pour détruire l'ulcère virulent, mais pour amener la formation de bourgeons de bonne nature. C'est en partant du même principe qu'on a cautérisé les plaies atteintes de pourriture d'hôpital (Pouteau, Dussansoy, Boyer, Larrey, Delpech, Buisson), que Trousseau vantait l'utilité incontestable du fer rouge dans la diphthérie cutanée, pour modifier le plus promptement possible les parties malades et prévenir les accidents terribles qui ne tarderaient pas à arriver (Cliniq., tom. I., p. 406).

Existe-t-il une maladie de la cornée dans laquelle on soit en droit d'employer ce moyen pour atteindre le même but ? Si l'on se reporte aux expériences de Lebert, Stromeyer, de Frish, que je rapporterai plus loin, on doit considérer l'ulcère grave de la cornée, l'ulcère à hypopion, l'ulcère serpigineux, comme une véritable infection locale qui, comme une plaie virulente, nécessite un traitement local, rapide et énergique, pour arrêter l'infection et la propagation de la maladie. Je n'anticiperai pas sur la partie clinique, je dirai seulement qu'il est possible de produire artificiellement l'ulcère grave de la cornée, au moyen d'inoculations septiques, qu'on peut en suivre les diverses phases, et qu'en voyant l'analogie de cette affection avec les plaies virulentes, on est naturellement porté à lui appliquer le même mode de traitement, le fer rouge.

Cautérisation réparatrice ou formatrice. — A la suite de la cautérisation modificatrice se place logiquement, et comme corollaire, une autre indication de la cautérisation, qui présente avec la précédente cette grande analogie, que le but principal n'est pas de détruire, mais d'utiliser les propriétés nouvelles, aquises par le tissu cautérisé. On connait tous les accidents de la rétractilité dont jouit le tissu cicatriciel. Or cette propriété de retraction qui, dans quelques cas, constitue un véritable accident, ne peut-elle pas être utilisée ? Le cautère alors ne sera plus employé dans un but de destruction, comme lorsqu'il s'agit de plaies virulentes, ni dans un but de modification comme dans le cas d'ulcère, mais bien dans le but de réparer, d'affermir les tissus, de leur donner une force de résistance plus grande, et aussi de faire disparaître une solution de continuité anormale. C'est ainsi qu'on l'a vanté dans le traitement des divisions du voile du palais, des perforations de la voûte palatine, des ruptures périnéales, etc., etc.

Cette indication se rencontre dans cette affection de la cornée qui a reçu le nom de staphylome pellucide de la cornée, de kératocone, et qui, consistant en une propulsion conique de cette membrane, provoque des troubles de réfraction considérables, et défigure la malade.

Quelle que soit la théorie admise pour la pathogénie de cette singulière affection, qu'on admette une pression intra-oculaire trop considérable, ou, comme le pensent la plupart des ophthalmologistes, une fragilité anormale du tissu cornéen, il n'en est pas moins vrai qu'on aura obtenu un grand résultat si l'on est parvenu à diminuer la conicité et à donner plus de solidité au tissu malade. Or, en cautérisant le sommet du cône, non plus une fois mais à plusieurs reprises, ne peut-on pas parvenir à produire un tissu plus fort, plus résistant, qui enraiera la marche progressive de l'affection. C'est en se basant sur ces conditions que de Graefe a employé contre le kératocone les cautérisations au nitrate d'argent, et obtenu des succès. Mais j'ai énuméré les avantages du fer rouge sur ce caustique. Prenant en considération ses effets prompts, sans danger, M. Gayet a mis en usage la cautérisation ignée pour guérir cette affection, et il a eu lieu de s'en féliciter.

En résumé, la cautérisation, envisagée au point de vue thérapeutique, peut être dite modificatrice, destructive et modificatrice, ou bien formatrice. Dans le premier cas, on l'appliquera aux ulcères torpides de la cornée ; dans le second, à ces ulcères si graves connus sous le nom d'ulcères serpigineux;

dans le troisième enfin, mettant à profit les résultats ultimes de la cautérisation, on l'opposera au kératocone.

Je passerai rapidement en revue ces diverses affections. Je tâcherai d'en étudier la pathogénie; j'énumérerai les divers traitements qu'on lui a opposés, et donnerai les résultats obtenus dans ces affections au moyen de la cautérisation ignée.

DEUXIÈME PARTIE.

Des ulcères de la cornée.

La cornée, comme toutes les autres parties du corps, peut être le siége d'ulcères ; mais là comme ailleurs les ulcères n'ont pas une origine unique, et peuvent provenir de causes diverses. Le diagnostic de leur pathogénie, en effet, offre les mêmes difficultés que celui des affections de la peau, dans l'étude desquelles il faut tenir compte de l'affection elle-même, du tempérament du sujet et des diathèses dont il peut être atteint.

Quoi qu'il en soit, la fréquence, la ténacité des ulcères cornéens, leur gravité ordinaire, ont de tout temps attiré l'attention des chirurgiens. On a fait beaucoup de recherches, publié des travaux nombreux, inventé d'ingénieux procédés opératoires ; mais il faut l'avouer, malgré tant d'efforts, la thérapeutique des ulcères de la cornée en général laisse encore beaucoup à désirer. Contre une affection si tenace, si difficile, il est nécessaire que le chirurgien possède des moyens variés, qu'il puisse les adapter aux cas particuliers, et nous croyons que la cautérisation ignée peut être proposée comme l'un des plus puissants. Mais semblable en cela à toute autre opération, elle a ses indications et ne saurait réussir si elle n'est pas employée à propos.

Les anciens chirurgiens et même quelques modernes ont multiplié à l'infini les variétés d'ulcères de la cornée, et proposé des divisions sans intérêt bien pratique. Elles reposent sur leur apparence extérieure plutôt que sur leur origine et leur marche. C'est ainsi que maître Jean distingue des ulcères superficiels et des ulcères profonds. Dans la première catégorie, il admet quatre espèces aux noms plus ou moins bizarres :

brouillard achlys, caligo; néphélion, nubecula, argemon ulceris rotundum; epicanna, ulcère brûlant. Dans la seconde catégorie, il distingue trois espèces : le cœloma, cavitas ou encavure, le bothrion ou fossula, l'ulcère sordide.

De nos jours on a admis des ulcères pointillés, à facettes, des ulcéres capuliformes, des ulcères semi-lunaires ou en coup d'ongle, des ulcères annulaires, vasculaires, pulpeux, des ulcères rétro-cornéens.

Les auteurs du Compendium ont divisé les ulcères suivant leur plus ou moins de profondeur, et les ont désignés sous les noms d'ulcères superficiels, moyens et profonds.

Meyer (*Compendium der Augenheilkunde*, Wien 1866) les a partagés en deux grandes classes : les ulcères par résorption et les ulcères inflammatoires.

De toutes ces dénominations, peu sont restées, si ce n'est pour désigner l'aspect externe des ulcères. Aussi me semble-t-il préférable, en tenant compte de l'expérience clinique et en se fondant sur leur marche, de les diviser avec M. Gayet (*Dict. des sciences médicales*) en ulcères rapides et ulcères atoniques. Cette division, il est vrai, ne repose sur aucune donnée anatomique, mais elle a le mérite de répondre à l'observation, qui, si elle montre des causes bien différentes dans l'éclosion et l'entretien des ulcères, permet cependant de les classer dans deux grandes catégories bien distinctes : ceux qui offrent une tendance plus ou moins grande à la réparation, et ceux qui présentent un aspect stationnaire.

Toutefois cette division ne serait pas complète si on ne plaçait à côté de ces catégories une espèce particulière d'ulcère cornéen, bien étudiée ces dernières années, et qui, en raison de sa gravité, des expériences de plusieurs auteurs, des moyens employés pour la combattre, mérite une attention particulière :

je veux parler de l'ulcère corneæ serpens, ou kératite à hypopion.

Ainsi, trois divisions dans les ulcères de la cornée : ulcère rapide ou avec tendance à la guérison; ulcère atonique ou torpide; enfin, l'ulcère grave serpigineux. Dans ces trois grandes espèces, on peut faire rentrer tous les cas qu'on rencontre dans la pratique, et contre lesquels on a à agir.

Je m'étendrai peu sur les symptômes, la marche, l'étiologie des ulcères de la première catégorie : ce serait m'écarter de mon sujet. Mais j'énumérerai les divers moyens préconisés contre ceux de la seconde, et tâcherai de mettre en lumière les raisons qui ont engagé à leur appliquer le fer rouge; puis je m'arrêterai surtout à la pathogénie de l'ulcère serpigineux. Je ferai connaître la cause de son éclosion, qui explique sa gravité et justifie l'emploi de ce moyen héroïque.

1° ULCÈRES RAPIDES.

L'ulcère rapide peut succéder à une affection quelconque de la cornée : phlyctène, traumatisme, etc. Généralement il n'offre pas une profondeur considérable, et le plus souvent l'épithélium et la membrane de Bowman sont seuls détruits. Sa forme est très-variable, et toujours en rapport avec la cause qui lui a donné naissance. Il peut s'accompagner de troubles fonctionnels considérables, mais on observe une tendance marquée à la cicatrisation, qui se termine par la reproduction de lame épithéliale, et le plus souvent par la formation d'une tache ou leucome.

Dans une première période, ou période de détersion, on aperçoit une surface plus ou moins anfractueuse, plus ou moins étendue, présentant l'épithélium et la membrane de Bowmann détruits, et remplacés par un amas de matières organiques, de pyocites, etc. On a alors une plaie tomenteuse dont les diverses parties s'éliminent petit à petit.

Mais bientôt on voit apparaître des vaisseaux, qui, pénétrant par la surface de la membrane ou entre les lames de la cornée, arrivent jusqu'à l'ulcère. Dès lors les symptômes s'atténuent, les matières organiques qui remplissaient la perte de substance commencent à disparaître, la cornée reprend un peu de transparence, et bientôt la surface de l'ulcère redevient opaline; puis l'épiderme, soit en se multipliant par lui-même, soit en provenant des corpuscules cornéens, descend vers la surface ulcéreuse et le recouvre d'une mince pellicule sous laquelle s'opère la réparation. L'ulcère prend alors une surface polie; en examinant obliquement, on peut obtenir les images catoptriques, mais on observe toujours des anfractuosités. A partir de ce moment, tous les symptômes subjectifs, douleur, photophobie, larmoiement, disparaissent ou diminuent. Or, ce fait, rapproché de l'amélioration obtenue par l'occlusion, ne permet-il pas de rattacher, en partie au moins, tous ces symptômes à l'irritation des extrémités nerveuses de la cornée, qui dans l'ulcère sont mises à découvert et irritées par le frottement des paupières.

Enfin arrive la cicatrisation, qui donne lieu aux taies, dont la gravité dépend de leur position centrale ou périphérique et de leur étendue plus ou moins grande. Quelquefois, cependant, la régénération des parties altérées de la cornée se fait sans laisser de trace. Castorani (Sur le traitement des taches de la cornée; comptes-rendus de l'Académie, 1861) a démontré que la cornée se cicatrise parfois sans laisser de trace consécutive, et que cette régénération est plus active à la périphérie qu'au centre de cette membrane. Mais le plus souvent, pour peu que la perte de substance ait été considérable, il restera une tache blanchâtre formée par un tissu de nouvelle formation, analogue comme couleur, comme structure au tissu sclérotical, mais différent essentiellement de cette membrane, dont le tissu présente une régularité parfaite, tandis que les éléments du tissu leucomateux n'affectent aucune disposition régulière et sont comme tourbillonnés.

Contre ces ulcères à marche rapide, la thérapeutique doit être simple. Ils guérissent souvent spontanément, et le devoir du chirurgien consistera à ne rien faire qui puisse en enrayer la marche. Il insistera sur les précautions hygiéniques, sur le traitement général, et surtout au début, pour calmer les symptômes douloureux, sur l'occlusion, pour empêcher tout contact extérieur et les frottements des paupières. Il n'aura recours au traitement local que dans le cas où l'inflammation deviendrait trop considérable, et qu'il aurait à craindre la propagation de l'inflammation aux membranes profondes de l'œil.

2° ULCÈRES ATONIQUES OU TORPIDES.

La deuxième variété d'ulcères de la cornée est très-bien désignée par les diverses dénominations qu'on lui a données : ulcères atoniques, ulcères torpides, ulcères irritables. On peut les rencontrer chez tous les individus, quels que soient leur tempérament et leur âge. Mais le plus communément on retrouve chez ceux qui en sont atteints les traces d'une grande diathèse : strume, syphilis, herpétisme, rhumatisme. Parfois on trouve des lésions locales qui l'expliquent et l'entretiennent : déviations des cils, corps étrangers, affections des voies lacrymales, maladies profondes de l'œil. D'autres fois, et c'est assez fréquent, malgré un examen consciencieux, on ne peu reconnaître la cause de leur origine et de leur entretien. Alors on peut se demander si l'on n'aurait pas affaire à quelque chose d'analogue au mal perforant, si ces ulcères ne tiendraient pas à une altération des nerfs de la cornée atteints dans leurs extrémités ou dans leurs centres nutritifs (Gayet). Ce qui semblerait favoriser cette opinion, c'est que ces ulcères auxquels je fais allusion sont très-petits, très-douloureux et accompagnés de phénomènes réactionnels considérables. Quelle que soit la valeur de cette interprétation, il n'en est pas moins vrai que ces ulcères atoniques sont assez communs, et que leur ténacité fait souvent le désespoir du chirurgien.

Aussi ne faut-il pas s'étonner du grand nombre de moyens proposés pour les guérir. Leur multiplicité est une preuve qu'il n'y a point contre eux de remède absolu efficace dans tous les cas; car cette multiplicité ne se rencontre que pour les affections dans lesquelles la thérapeutique est souvent impuissante.

Outre le traitement général, qui est surtout nécessaire ici et sur lequel on a de tout temps insisté, les chirurgiens ont vanté les collyres, les fomentations, les râclages, les paracentèses de la chambre antérieure, les scarifications, la transfixion de l'ulcère, sa cautérisation argentine, le séton filiforme, etc. J'ai même vu améliorer avec des injections sous-cutanées de morphine, pratiquées dans la région temporale, un ulcère torpide qui avait résisté à l'opération de Sœmish et à la cautérisation. Aussi, en proposant le fer rouge dans le traitement des vieux ulcères, n'ai-je pas l'intention de le substituer absolument aux moyens déjà employés. Tous peuvent avoir leur indication; mais on peut se demander si, en les associant avec la cautérisation ignée, le chirurgien n'aura pas une action plus efficace. Plus haut je me suis étendu sur les effets du feu appliqué sur la cornée; j'ai montré combien son action est rapide, limitée et exempte de dangers. Je n'ai pas non plus à répéter ce que j'ai déjà dit de sa supériorité sur le nitrate d'argent.

ULCÈRE SERPIGINEUX DE LA CORNÉE.

La troisième variété d'ulcère de la cornée est l'ulcère serpigineux. Ce n'est au début qu'une lésion ulcéreuse, mais se caractérisant bientôt par sa tendance à s'enfoncer dans le parenchyme de la membrane, à s'étendre en surface, de manière à envahir petit à petit les parties saines de la cornée, à se compliquer d'hypopion, d'iritis, et en dernier lieu de fonte de l'œil.

C'est ce caractère qui lui a valu le nom qu'il porte (*Das ulcus corneæ serpens und seine therapie,* Bonn, 1870, Sœmish) ; les anciennes dénominations de kératite à hypopion (Roser, *Arhiv fur ophth.*, II, p. 155); Bokarva (*Zur Lehre won der hypopion keratitis*, Zurich, 1871) ; abcès torpides de la cornée (W. Graefe) ont le même sens.

Il siége surtout dans les parties moyennes de la cornée, quelquefois à son centre, et sa forme peut être ronde ou ovale. Le fond de l'ulcère est plus ou moins profond, anfractueux, recouvert d'une masse pulpeuse, jaunâtre. Les bords sont surtout caractéristiques ; ils présentent comme des bourrelets jaunâtres, en forme d'arcs ou de segments d'arcs, les uns à côté des autres. Tout autour de ces arcs jaunâtres on voit des lignes grises qui partent des bords, et qui se portent en divergeant vers la face postérieure de la cornée. Parfois les extrémités de ces lignes sont réunies entre elles par des travées grises qui forment des lignes parallèles aux bords de l'ulcère, et circonscrivent tout un segment de la cornée. La portion de cette membrane qui est en dedans de cette enceinte est légèrement trouble, mais celle qui est en dehors conserve ses propriétés normales.

En même temps des phénomènes réactionnels se montrent : larmoiement, photophobie, névrose ciliaire, injection sous-conjonctivale, iritis, chémosis, etc., et il est rare qu'ils ne soient pas très-accentués.

Les altérations de la chambre antérieure sont surtout remarquables. L'humeur aqueuse se trouble, ou bien on y voit apparaître une tache circonscrite dans le cercle tracé par les extrémités postérieures des lignes traversant obliquement la cornée. Elle ressemble à une vésicule attachée à la face postérieure de la cornée, adhérant parfois, lorsqu'elle est centrale, au bord pupillaire et à la capsule cristallinienne par des filaments. Cette opacité n'est souvent qu'une mince couche collée à la face postérieure de la membrane, mais paraissant être dans sa substance, ce qui n'est pas, car on la détache en faisant la ponction. Dans un autre groupe de cas, on rencontre aussi une opacité dans la chambre antérieure; mais cette fois il s'agit d'une véritable collection purulente, d'un hypopion. Quelle que soit l'origine donnée au pus; qu'on le fasse venir avec Arlt de l'ouverture postérieure de l'abcès, qu'on admette avec Schweiger la migration des éléments à travers la cornée, qu'on lui donne pour origine l'iris, le corps ciliaire avec Stromeyer (*Ueber die ursachen der Hypopion Keratitis, Archiv fur Ophth.*, t. XIX), il n'en est pas moins vrai que cette complication est très-fréquente et qu'elle a même servi à désigner l'affection. Suivant Sœmisch, elle se rencontrerait dans 70 0|0 des cas observés à Bonn.

La marche de l'ulcère est surtout importante à étudier, et comme je l'ai dit, elle imprime à l'affection quelque chose de caractéristique. Il avance en s'enfonçant, change de place, s'étend d'un côté pendant que d'un autre la cicatrisation commence.

Tant que les bords présentent un point jaunâtre, on ne peut être rasuré, et l'on doit craindre de le voir envahir des parties saines. Cette extension se fait dans le sens des arcs marginaux blanc jaunâtres : il se produit une altération particulière au pourtour de l'ulcère, les lignes radiées disparaissent peu à peu à peu dans l'opacité, en même temps que les bourrelets jaunâtres arciformes s'entourent d'une coloration grise qui peut s'étendre à toute la membrane.

Le fond de l'ulcère, s'amincissant de plus en plus, peut s'incurver. En même temps du pus se collecte dans la chambre antérieure, et son adhérence à la face postérieure fait croire que le processus s'étend et appartient à toute la membrane. Le plus souvent il se fait une perforation avec toutes ses conséquences, iritis, irido-cystite, fonte de l'œil. Les autres suites possibles sont des leucomes plus ou moins larges, la phthsie du globe, il est rare que l'affection se termine spontanément par une simple opacité cicatricielle.

L'ulcère serpigineux n'est pas très-rare. Suivant Sœmish, il représente le 1 p. 100 des maladies oculaires.Il se rencontre de préférence chez les personnes âgées, et 40 fois sur 100 ia cause première est une blessure de la cornée, quelquefois un corps étranger de la conjonctive.Ils sont plus fréquents dans le temps des moissons. Aussi les a-t-on désignés sous le nom d'abcès des moisonneurs et mis en avant pour les expliquer la blessure de la cornée par un épi, l'état général des individus affectés surmenés par un travail prolongé. On a encore insisté sur la coexistence des affections de l'appareil lacrymal, et surtout d'une dacryocystite chronique avec la forme d'ulcère dont nous nous occupons.Cette lésion s'est présentée dans 32 0/0 des cas observés par Sœmish et depuis longtemps les chirurgiens recommandent de ne pas opérer les cataractes avant de s'être assuré du bon état des voies lacrymales. Jusqu'à nos jours, on n'avait pas saisi la relation qui existe entre ces deux affections.Mais les dernières expériences, dans l'exposé desquelles je vais entrer, ont permis d'aller au delà du fait observé par les cliniciens, et de rapporter le processus serpigineux à une même cause. Ce sont surtout les travaux d'Eberth, Leber, Stromeyer, Frisch et Dolscheukow qui ont éclairé la question et fixé la science sur la pathogénie de cette affection.

Eberth de Zurich démontra en 1873 (*die diphterischen Processe, Centrabl., n° 8*), par un grand nombre d'expériences, que la cornée d'un animal pouvait devenir diphthéritique par l'inoculation de plusieurs substances : dépôts diphtéritiques du pharynx, des plaies, pus de phlébite, exsudats purulents de la péritonite puerpérale, etc., etc.; puis examinant la kératite produite, il constata que les liquides infectieux filtrés ne produisaient pas ou peu d'inflammation, tandis que ceux qui n'étaient pas filtrés déterminaient des troubles intenses et amenaient la suppuration de la cornée. D'un autre côté, il avait vu qu'une aiguille métallique, introduite dans la cornée, ne déterminait qu'un léger trouble, limité au pourtour du traumatisme, tandis qu'avec un fil organique, la suppuration était considérable et s'accompagnait de nombreux micrococus de différentes dimensions. Il en conclut que ces petits organismes putrides avaient par leur présence une action pathogénétique particulière.

La voie était ouverte. Peu après, Lebert (über Entzündung der Hornhaut durch septische Infection, *Centralbl. n° 9*) rapportait des nouvelles observations et en tirait des conclusions importantes. Aussi en inoculant dans la cornée de lapin, du leptothrix buccalis normal, on produit une kérato-hypopion extrêmement intense, qui paraît d'abord localisée au point inoculé, mais qui présente bientôt une grande tendance à se propager aux autres parties de l'œil, offrant ainsi une ressemblance frappante avec la kérato-hypopion de l'homme. Dans un cas où l'inoculation fut faite dans la chambre antérieure, la marche de l'inflammation fut encore plus rapide, l'œil fut détruit par une panophthalmie purulente et exhalait une odeur putride.

Au microscope, la substance inoculée se composait d'amas de leptothrix buccalis, presque pur, sans odeur septique. Dans la cornée, on constata une infiltration purulente épaisse réticulée : entre les globules de pus il y avait en outre une matière granuleuse, mais il fut impossible de trouver, soit dans la cornée, soit dans le pus de la chambre antérieure, du leptothrix évident.

Partant de là, Lebert, faisant remarquer l'impossibité constatée par plusieurs observateurs de produire expérimentalement chez les animaux la kératite serpigineuse de l'homme, et la facilité de provoquer des accidents semblables avec des liquides septiques, pensait que la marche si étonnante de la kératite purulente chez l'homme, l'*ulcus corneæ serpens* de Sœmish devait être attribuée à l'action d'une infection septique.

Stromeyer, la même année, confirma cette interprétation en publiant le résultat de ses expériences. Voici comment il procède : il introduit, au niveau d'une blessure cornéenne, des substances de diverses natures, métaux, pus, débris de muscles sains ou en putréfaction, leptothrix buccalis et autres matières septiques.

Or, il a constaté que les plaies simples ou compliquées de corps inorganiques ne s'accompagnaient jamais de suppuration. Quant aux autres, elles sont suivies d'une destruction rapide du tissu cornéen, de la prodnction de pus dans la chambre antérieure, d'iritis, et dans les cas extrêmes de phlegmon de l'œil.

La gravité et l'intensité de ces symptômes pathologiques semblent étroitement liées à la virulence de la matière septique employée. Pour lui, la tendance à la suppuration et à l'envahissement des parties saines s'explique par la diffusion rapide de la matière septique dans les divers organes. En examinant au microscope le portion de cornée avoisinant le lieu de la blessure quelque temps après l'inoculation, on constate en effet parfois qu'elle est infiltrée de bactéries (über die Ursachen der thypopeon kératitis, *Arch. für Opth.*, t., XIX).

Après avoir provoqué des lésions graves de l'œil au moyen d'inoculations septiques et avoir vu leur analogie avec l'ulcère serpigineux, il était naturel de se demander quelles étaient les conditions nécessaires à leur production, d'étudier les modifications apportées par les divers liquides et de suivre les phases du processus : tel est le but des expériences de Dolschenkow, de Frisch, de Stromeyer.

Dolschenkow a fait beaucoup d'inoculations de matières septiques dans la cornée de lapins et a consigné ses observations dans le *Centralblatt* 1873, *n°* 42—43 (*Revue des sciences médicales n°* 3); il divise les 112 cas qu'il a observés en trois caté gories. La première contient 29 cas qui ont présenté les divers symptômes dans toute leur intensité. Au bout de 12 heures, le point inoculé présentait un trouble épais, blanc. Le pus se montrait au bout de 18 heures, et l'hypopion après 24 heures ; du troisième au quatrième jour la cornée se perforait. Pendant toute la durée de l'expérience l'état général des animaux restait bon.

A la seconde catégorie appartiennent les cas incomplets. Ils sont au nombre de 31. Leurs phénomènes sont plus lents : au bout de 30 ou 45 heures seulement on voit le trouble de la cornée, puis l'hypopion. Enfin l'inflammation diminue et disparaît sans amener des accidents graves.

Dans la troisième catégorie, l'auteur a placé 52 cas négatifs. Les phénomènes observés ont été insignifiants et ressemblaient à ceux d'une plaie simple.

L'auteur relate ensuite ce que l'examen microscopique lui a révélé.

Dans les 29 cas complets, il n'a pu constater l'existence des bactéries que dans les points les plus fins des préparations et dans les endroits où l'infiltration purulente n'était pas trop abondante. Quant à l'examen du sang et des autres organes, il a toujours donné des résultats négatifs.

Pour mieux étudier la marche de la lésion dans les cas incomplets, l'auteur a laissé vivre 22 lapins. Or chez eux les bactéries disparurent; chez les autres il constata leur existence sous forme de rayons autour du point inoculé, les secteurs compris entre ces rayons étant le siége d'une infiltration purulente. Vers la périphérie, l'infiltration purulente formait une zone continue qui séparait les parties malades du tissu resté sain.

Pour les cas négatifs, ils ne donnèrent aucun résultat. L'auteur en conclut que la gravité des cas de la première catégorie doit être attribuée uniquement à la présence des bactéries.

Il termine son travail par les conclusions suivantes :

1° La même quantité inoculée de même à des animaux différents, donne des résultats différents.

2° Une incision assez profonde de la cornée et recouverte de matières septiques, n'amène que des résultats inflammatoires simples. Tandis qu'une piqûre faite en même temps sur l'autre œil produit une nécrose complète; aussi pour être certain faut-il faire une piqûre profonde.

3° Il faut que le liquide inoculé contienne des bactéries en très-grande quantité. C'est ainsi que les dépôts qui se font sur les muscles en putréfaction, surtout d'individus morts d'une affection fébrile, sont les plus puissants.

Frisch (Erlangen, 1874) dans un travail consciencieux, confirme les observations précédentes, et met en lumière le mode de propagation des parasites. Comme Dolschenkow, il observa les différences qui suivent les inoculations. Dans une partie des cas, la réaction est si faible qu'il se produit à peine un trouble macroscopique visible, Un certain nombre de corpuscules purulents se rassemblent autour de la piqûre, puis tout disparaît. Dans une forme plus intense, on a une accumulation plus abondante de produits inflammatoires. Il en résulte une éminence trouble de la cornée qui se transforme bientôt en ulcère plat.

Celui-ci peut se cicatriser ou bien persister un certain temps, soit en restant stationnaire, soit en s'agrandissant comme l'ulcus corneæ serpens. Alors apparaissent des troubles plus ou moins étendus de la cornée; quelquefois celle-ci paraît finement ponctuée à la face postérieure. De petites éminences formées par des cellules purulentes se forment sur la membrane de Descemet, il survient consécutivement de l'iritis, de l'hypopion, puis la rupture de la chambre antérieure. Si des vaisseaux arrivent des bords de la cornée, la guérison peut encore se faire. Dans les cas extrêmes, la cornée entière, ou tout un segment se nécrose. Dans quelques cas on trouve des vibrions dans toute la cornée. Mais ils font défaut ou bien n'ont été observés dans les degrés faibles que vers les bords de l'ulcère, ou dans son voisinage immédiat.

D'où viennent ces différences? l'auteur les explique par ce fait que dans les formes légères les parasites ne produisent dans le tissu cornéen qu'une irritation mécanique, tandis que dans les formes graves ils se multiplient, envahissent le tissu sain et vont étendre l'infection.

Il a surtout étudié leur mode de propagation. Elle s'opère dans le sens de la moindre résistance, par conséquent, entre les faisceaux, les faisceaux fibrillaires, après dissolution préalable de la substance unissante et parfois aussi dans les canaux à suc et les trajets nerveux. Dans bien des cas, il a vu se produire la figure étoilée qu'Ebertha décrit comme des mycoses de la cornée. Quant à leur extension, elle ne se fait pas par des changements de lieu actifs, mais par un mouvement d'accroissement incessant (Billroth) c'est-à-dire par des déplacements qui résultent de l'augmentation en masse des organismes nouveaux.

Frisch a consacré un chapitre spécial à la diversité d'action des liquides employés.

Voici les principaux points qu'il met en relief : Toutes les inoculations ne sont pas efficaces. Au bout d'un temps plus ou moins long, toutes les substances virulentes perdent leur efficacité : celles qui agissent le plus sûrement et le plus longtemps sont les matières qui renferment des coccus de moyenne grandeur, coordonnés en petites chaînes, comme on trouve dans les exsudats inflammatoires de la cavité abdominale dans la fiévre puerpérale. La marche ultérieure de la kératite est indépendante de la rapidité de la prolifération, de la variété et de la mobilité des éléments parasitaires, mais elle dépend de la nature de la matière inoculée. La réaction la plus violente a été observée après l'inoculation de l'eau putréfiée, de lambeau de tissus nécrosés, de bouillie de gangrène nosocomiale, et enfin de pus acide. Lorsqu'on inocule le dépôt fibrineux d'une plaie granuleuse présentant la même quantité et la même forme de parasites, mais offrant des états morbides différents, le caractère de l'ulcère cornéen est habituellement en rapport avec celui de ces inflammations.

C'est ainsi que des inoculations de plaies érysipélateuses provoquent des processus progressifs à marche ambulante et la kératite à hypopion, tandis que des inoculations de pus provenant de plaies ordinaires déterminent sur la cornée une réaction plus ou moins faible et même nulle. Enfin en faisant plusieurs séries d'inoculations successives de la sécrétion d'un ulcère contenant des coccus recueillis sur un œil malade et transportés sur des yeux sains, il a constaté de la quatrième à la sixième génération un épuisement complet de la virulence.

Par les observations précédentes, il est donc établi que l'inoculation de matières septiques produit une kératite grave et que cette kératite présente une ressemblance parfaite avec l'ulcus corne serpensæ de l'homme. Il reste à voir la part qui revient dans ces accidents aux bactéries, au liquide ou à la matière organique qui leur sert de véhicule. C'est Stromeyer de Gœttingue qui s'est chargé de résoudre ce problème (Neuè untersuchungen über die Umpfkeratitis-Arch. f. optht. 1. XXII — Revue des sciences médicales, n° 19).

Deux méthodes d'expérimentation pouvaient être adoptées. Il fallait faire usage ou bien d'une matière septique, débarrassée de bactéries, ou bien se servir de bactéries contenues dans un liquide n'ayant aucune propriété infectieuse. Comme le prouvent les expériences de M. Pasteur, la première méthode présente des difficultés insurmontables. Stromeyer a appliqué la seconde. Voici comment il y est parvenu.

On sait qu'en plaçant une certaine quantité de champignons microscopiques dans un liquide ammoniacal, qui leur fournit de l'azote, et contenant une substance organique qui leur cède du charbon, ils se reproduisent et pullulent avec une extrême facilité. Partant de ce principe, il s'est servi d'une solution composée de phosphate de chaux de sulfate de magnésie, d'acétate d'ammoniaque dans laquelle il a mis quelques gouttes d'un liquide contenant des bactéries. Ces infusoires en engendrèrent alors de nouveaux avec une fécondité extraordinaire, tant qu'il resta dans le liquide des matériaux nutritifs. Il transporta une goutte du nouveau liquide renfermant des bactéries de génération nouvelle dans une solution identique. De nouvelles bactéries se développèrent, et en continuant ainsi, il crut être arrivé à obtenir des bactéries dans un liquide générateur essentiellement différent de celui qui les renfermait d'abord et n'ayant plus de propriétés nocives. Avec ce liquide, il fit des inoculations dans la cornée de lapins, et comparant les résultats obtenus avec ceux que donnent les inoculations septiques, il se croit autorisé à poser les conclusions suivantes :

L'inoculation dans la cornée de simples bactéries obtenues artificiellement par le procédé précédent provoque les mêmes symptômes que l'inoculation de matières septiques.

La kératite provoquée par les bactéries seules diffère pourtant en ce sens qu'au bout d'un certain temps les accidents inflammatoires rétrocèdent d'eux-mêmes, et qu'il est fort rare de voir la cornée se détruire en entier.

L'introduction de bactéries obtenues artificiellement dans la chambre antérieure donne naissance à une iritis plastique, adhésive, qui ne diffère en rien de celle qui survient après l'inoculation de la cornée par les mêmes substances.

Le liquide nourricier qui sert à la procréation des bactéries, quand il ne renferme pas ces infusoires, ne provoque qu'une réaction insignifiante, qu'on l'injecte dans la cornée ou dans la chambre antérieure.

La chaleur fait perdre aux bactéries leurs propriétés nocives et l'on peut alors les injecter impunément dans la cornée ou la chambre antérieure.

De l'exposé des expériences précédentes d'Eberth, Lebert, Frisch, Dolscheukow, Stromeyer, il est permis de conclure :

1° L'inoculation dans la cornée des animaux de substances putrides déterminent l'apparition de symptômes graves (Eberth, Lebert, Frisch, Stromeyer).

2° Cette kératite artificielle, par ses symptômes locaux aussi bien que par sa tendance à se propager aux parties voisines, offre la plus grande analogie avec la kératite à hypopion, l'ulcus corneæ serpens (Eberth, Frish, Stromeyer).

3° Cependant les résultats des inoculations dépendent de trois conditions : individualité des animaux en expériences, mode d'inoculation et matières inoculées (Dolschenkow).

4° L'extension des parasites ne se fait pas par des changements de lieux actifs, mais par un mouvement d'accroissement, par des déplacements résultant de l'augmentation en masse des organismes nouveaux. Parfois on n'observe que l'irritation mécanique, tandis que dans les cas graves, on a affaire à l'accroissement considérable des parasites (Frisch).

5° La part principale dans les phénomènes observés revient aux bactéries, mais les symptômes n'apparaissent au complet que lorsque on a inoculé le liquide septique et les bactéries (Stromeyer).

6° En somme, l'ulcère serpigineux a pour origine une infection locale de la cornée, pouvant s'étendre aux parties profondes de l'œil et amener la perte de cet organe.

7° Dans le traitement de cette affection on doit avoir en vue cette infection locale qu'il faut enrayer, et les troubles sympathiques provoqués dans l'œil qu'il est nécessaire de combattre en même temps. Il n'est pas inutile de rappeler à ce propos un des résultats des expériences de Stromeyer, que la chaleur fait perdre aux bactéries leurs propriétés nocives.

Traitement. — Le traitement de l'ulcère serpigineux de la cornée n'a donné que de mauvais résultats, jusqu'au moment où Sœmish a fait connaître et apprécier le sien.

Il le divise en traitement préventif et traitement curatif qui peut être médical on chirurgical.

Dans le traitement préventif, Sœmish a surtout en vue les affections des voies lacrymales, il insiste sur la nécessité de combattre les dacryocystites et conseille dans ce but de laver, modifier le sac avec des astringents et des caustiques. Il recommande de ne jamais tenter une opération sur les yeux d'un malade atteint d'inflammations chroniques des voies lacrymales.

Quant aux moyens curatifs, il les divise en deux grandes classes, suivant qu'on intervient chirurgicalement ou non. Le traitement médical consiste dans l'emploi de l'atropine, de la chaleur humide (de Graefe, Arch. f. opttht. VI 2. p. 132), du bandeau compressif (de Graefe, Arch. f. optht. IX). de Graef recommande aussi des instillations d'eau chlorée (Arch. für Opth. M 2 p, 205) ou bien l'attouchement de la cornée avec le nitrate d'argent. L'eau chlorée avait d'abord été vantée par Horner, et Grossman (Wien medical Press, nº 46-47) a rapporté des succès obtenus par cette méthode, qu'il regarde comme un bon moyen antiseptique. Schiss, partant des mêmes idées, apprend que depuis longtemps il emploie dans toutes les extractions de cristallins la méthode de Lister modifiée, et s'en déclare très-satisfait. Sur 37 cas, il n'aurait eu qu'une suppuration de la cornée.

Le traitement chirurgical consiste dans l'emploi de la paracentèse marginale, de l'iridectomie (de Graefe, Arch. f. Ophth. IV, 2) ou bien dans la fente du fond de l'ulcère en tenant la plaie ouverte pendant quelque temps (Sœmish, das Ulcus corneæ serpens, Bonn 1870). Je m'arrêterai un instant à la pratique de ce dernier auteur, car par ses succès enregistrés tous les jours, elle a attiré l'attention des chirurgiens.

Lorsque le processus est de date récente, que l'ulcère est limité, qu'il y ait ou non hypopion, qu'il n'existe aucune tendance à s'étendre, il faut se borner pendant quelques jours à l'atropine; elle enraye parfois définitivement la maladie surtout chez les jeunes sujets. Lorsqu'on est convaincu de l'insuffisance de l'atropine seule, que l'ulcère ne s'est pas très étendu, et que les phénomènes réactionnels ne sont pas très-violents, on peut essayer d'ajouter la chaleur humide (compresses trempées dans l'eau à 30 degr. Réaumur et appliquées sur l'œil), ou bien le bandeau compressif. Ce dernier toutefois serait contre-indiqué s'il existait une maladie des voies lacrymales. Au bout de 48 heures de ce traitement, on doit voir le processus s'arrêter. S'il n'en est pas ainsi, il faut laisser ce traitement et recourir à une opération.

La meilleure pour Sœmish consiste à fendre le fond de l'ulcère dans toute sa largeur et à tenir la plaie ouverte, en introduisant tous les jours un stylet mousse jusqu'à ce que l'ulcère commence à se cicatriser. Sœmish la pratique depuis 8 ans, dans sa clinique de Bonn, et ses succès la lui font recommander comme étant le traitement le plus sûr. Pour lui le retard de l'intervention est plus nuisible que son emploi ne le serait au cas où l'on pourrait arriver sans elle à la guérison. Il faut même opérer lorsqu'on espère sauver seulement une petite portion de cornée.

Voici quel est son manuel opératoire. Après avoir fixé l'œil et écarté les paupières, on coupe l'ulcère en son milieu, en ayant soin que la ponction et la contre-ponction portent sur des tissus sains, et par conséquent soient en dehors de l'ulcère. Immédiatement on remarque la coagulation de l'humeur aqueuse qui s'est échappé et apparaît comme une masse grumeleuse dans le sac conjonctival. Il faut ensuite nettoyer la plaie, instiller de l'atropine, placer un bandage compressif et laisser le malade dans le repos horizontal. Au bout de quelques heures, on rouvre l'abcès et l'on remet de l'atropine. On remarque bientôt que l'humeur aqueuse perd sa propension à se coaguler, que le contenu de la chambre antérieure s'éclaircit et que les opacités disparaissent. Il faut rouvrir la plaie jusqu'à ce que la cicatrisation s'établisse, c'est-à-dire jusqu'à ce que les derniers points jaunes aient disparu, et que le fond de l'ulcère ne présente plus de débris de tissu mortifié. Cette opération se répète ordinairement 6 à 7 fois, mais on a été parfois obligé de la pratiquer jusqu'à 20 fois sur le même malade. Pendant le stade de réparation, il faudra employer des excitants et continuer l'atropine.

Tel est en résumé le traitement de Sœmish, traitement qui depuis quelques années est entré dans la thérapeutique oculaire et qui, par ses heureux résultats, mérite parfaitement cet honneur. En l'appliquant, l'auteur s'est proposé deux buts principaux : diminuer par l'ouverture de la chambre antérieure la pression intra-oculaire qui joue un si grand rôle dans les affections intra-oculaires, puis détruire les principes virulents par des lavages avec des liquides antiseptiques. Cependant ne pourrait-on pas lui faire un reproche? En vidant subitement la chambre antérieure on supprime brusquement la tension; l'iris est propulsé en avant; or, l'iris étant le plus souvent altéré et enflammé, n'a-t-on pas à craindre de le voir faire hernie, adhérer et se souder à la plaie faite? On aurait alors une complication difficile à guérir, très-dangereuse pour l'avenir, en raison des lésions qui peuvent survenir du côté du corps ciliaire, de la rétine, de la choroïde et du corps vitré. Il est vrai qu'en apportant à la face postérieure une membrane vasculaire, on peut favoriser la réparation par la production de vaisseaux; mais n'est-ce pas acheter cet avantage au prix de trop grands dangers?

Par analogie, en regardant l'ulcère serpigineux comme une infection locale de la cornée, M. Gayet a eu l'idée d'opposer à cette affection le fer rouge, et même de combiner dans certains cas son emploi avec la paracentèse marginale. Les idées théoriques sont en effet favorables. Par le fer rouge, dont l'action est prompte, énergique et limitable, dont les suites sont simples et non accompagnées d'inflammation, on détruit les principes septiques, on modifie les tissus atteints, on les tranforme en une plaie simple. D'un autre côté la parencentèse marginale diminue la tension intra-oculaire, et l'on évite les inconvénients d'une grande incision centrale, hernie, adhérence de l'iris. N'est-ce pas dans le même but que le fer rouge a été employé dans le cas de plaies virulentes? On se propose alors de détruire et de modifier les parties infiltrées de virus ou de venins, et de prévenir les accidents consécutifs à leur absorption. Que l'on se rappelle les bons résultats donnés par la cautérisation ignée dans le cas de piqûres anatomiques, pustules malignes, rage, morve, farcin, morsures de serpent, etc.

Frappé de la facilité qu'on avait de provoquer une kératite serpigineuse chez les animaux, j'ai cherché quel serait le résultat de cette méthode appliquée contre un ulcère artificiel. Les nombreuses expériences que j'ai tentées à cette occasion ont confirmé les résultats que Frisch, Dolschenkow, Stromeyer, Lebert avaient déjà observés et que j'ai cités plus haut. Je me permettrai de rapporter deux expériences faites sur le même lapin, les deux cornées ayant été inoculées de la même manière au même moment, avec le même pus provenant d'une résection du coude.

Œil droit, pas d'intervention. — Six heures après l'inoculation, mucosités abondantes sur les paupières qui sont collées. En les entrouvrant, on trouve l'œil rouge, au point inoculé, trouble, épais et blanc jaunâtre, hypérémie légère, et commencement d'œdème de la conjonctive oculaire et surtout palpébrale supérieure.

Dix-huit heures après, la plaque jaunâtre a augmenté d'étendue, out autour trouble nuageux, hypopion de 1 millimètre de hauteur ; l'iris présente des points blanchâtres parsemés sur sa surface, plus nombreux à la partie inférieure; suppuration abondante.

Vingt-quatre heures après, le point inoculé est transformé en un ulcère jaunâtre ; tout autour le trouble est intense, il s'étend de plus en plus, occupant presque toute la cornée. Hypopion de 3 millimètres à peu près, Les taches blanchâtres sur l'iris augmentent de nombre et d'étendue.

Trente-six heures après, l'ulcère a encore augmenté, il est couvert par une masse jaunâtre adhérente ; en passant les paupières sur l'œil, on enlève les produits mucotiques et on observe une ulcération anfractueuse présentant des points jaunâtres. Les bords sont infiltrés et le trouble périphérique plus intense ; l'hypopion augmente de hauteur, chémosis marqué.

2e jour. L'hypopion a 4 millimètres de hauteur. Le trouble de la cornée est plus intense, l'ulcère est plus grand, un amas blanc jaunâtre pulpeux le recouvre et est assez adhérent, on dirait un bourgeon ; tout autour l'infiltration est considérable ; réaction marquée.

3e jour. Hypopion de même hauteur, à l'endroit inoculé, saillie plus forte, formée par une masse blanc jaunâtre pulpeuse. En l'enlevant, on s'aperçoit que l'iris fait hernie, et que l'humeur aqueuse filtre tout autour de la cornée, principalement en face du point inoculé et de l'hypopion, zone rougeâtre formée par des vaisseaux.

4e jour. Les vaisseaux ont augmenté de nombre. Saillie plus marquée de l'iris, la cornée est toujours trouble. Les bords de l'ulcère présentent encore des points jaunâtres. L'hypopion est presque couvert par les vaisseaux.

5e jour. Rien de particulier, si ce n'est que les points jauâtres ont disparu.

6e jour. L'hypopion a disparu sous les vaisseaux. L'endroit où l'iris fait hernie se cicatrise. Le trouble cornéen existe toujours.

15e jour. L'animal est sacrifié. L'œil est toujours enflammé. Leucome occupant la moitié supérieure de la cornée. La partie inférieure est encore un peu trouble, pupille *déformée*; adhérence de l'iris ; l'œil est un peu aplati.

Œil gauche, traité par le fer rouge. — Quatre heures après l'inoculation, au point inoculé trouble épais et blanc avec petite éminence blanc jaunâtre de la grosseur d'une tête d'épingle, mucosités palpébrales.

Huit heures après, paupières collées par mucosités. En les ouvrant on voit s'écouler un liquide puriforme, au point cautérisé, masse blanc jaunâtre. Le trouble périphérique a augmenté. Hypopion de 1 millimètre de hauteur. Hypérémie de la conjonctive. Léger chémosis.

On pratique une cautérisation énergique de tout l'ulcère avec l'aiguille de bas rougie à blanc. Après on observe une large eschare blanchâtre, à fond noirâtre, à bords soulevés, dont l'étendue comprend toutes les parties jaunâtres.

Trois heures après la cautérisation. Le trouble périphérique n'a pas augmenté. Il y a peu de réaction; l'hypopion est resté stationnaire.

Cinq heures après. Réaction peu marquée, l'hypopion n'a pas augmenté. Les bords de l'ulcère paraissent un peu jaunâtres dans quelques points. Nouvelles cautérisations avec l'aiguille.

Le jour suivant, pas de réaction ; l'hypopion est stationnaire. La cornée présente toujours une légère opalescence; l'eschare n'est pas tombée ; elle recouvre toute la plaie, dont les bords ne sont pas infiltrés. L'œil semblant un peu plus dur que d'habitude on pratique une paracentèse marginale.

2e jour. — L'hypopion a disparu. L'opalescence de la cornée persiste. L'ulcère ne présente plus de tendance à s'étendre. La piqûre faite pour la ponction ne se fait remarquer que par un léger trouble ; en face de point inoculé et cautérisé, sur le bord cornéen, zone rouge formée par des vaisseaux.

3e jour. Pas de changement notable. La place de la cautérisation se déterge. On y voit arriver de nombreux vaisseaux. Nouvelle paracentèse marginale.

4e jour. — Les vaisseaux ont encore augmenté. Le trouble opalescent de la cornée qui avait persisté jusqu'à présent commence à diminuer en bas.

6e jour. Le trouble cornéen est stationnaire, plus de traces de l'hypopion. La plaie se cicatrise, l'eschare est tombée.

7e jour. Le trouble de la cornée diminue. Pas de réaction.

9e jour. Le trouble de la cornée a presque disparu. La cornée a repris sa transparence partout à l'exception du point inoculé et cautérisé.

12e jour. La cicatrisation est complète. La cornée a repris son poli. Leucome au point cautérisé, l'iris n'est pas adhérent, et se contracte parfaitement. L'œil n'est pas enflammé.

J'ai aussi des notes sur d'autres expériences analogues. Mais les deux observations que je viens de citer suffisent pour montrer que la cautérisation ignée peut rendre des services dans le traitement des ulcères serpigineux de la cornée. Est-ce à dire qu'il faudra la substituer toujours au traitement de Sœmish ? Je ne le crois pas. Dans les ulcères larges, profonds, envahissant presque toute la cornée, il faudra toujours, ainsi que le professe M. Gayet, recourir à l'incision de Sœmish. Mais dans certains cas, principalement dans ceux qui sont relativement récents, d'une étendue moyenne, le fer rouge employé d'une manière énergique rendra des services, sera même préférable au traitement du professeur de Bonn, comme le prouvent les observations suivantes recueillies dans le service de mon savant maître.

Joseph Bibet, cultivateur âgé de 40 ans, né à Sainte-Marie d'Alvey (Savoie), entre à l'Hôtel-Dieu, salle Saint-Sacerdos n° 21, service de M. Gayet.

Pas de maladie d'yeux antérieure. En moissonnant, il y a 15 jours, un épi de blé lui a frappé l'œil gauche en dedans, et un peu en dessous de la partie centrale de la cornée; pas de soins consécutifs, venant à souffrir beaucoup, il entre à l'hôpital dans l'état suivant : Le point frappé par l'épi se reconnaît à une dépression; il a été le point de départ d'une ulcération qui a envahi les lames de la cornée, sous forme de croissant à concavité supérieure dont l'extrémité interne aurait le point blessé comme point de départ. L'ulcère est tapissé par un exsudat purulent plastique; rien dans la chambre antérieure; douleurs péri-orbitaires intenses, marquées surtout pendant la nuit. Photophobie, l'iris contracté ne se laisse pas dilater par l'atropine.

Le 16 août. — Le fond de l'ulcère est nettoyé avec la pointe d'un couteau de Bowmann et touché avec l'eau chlorée. Cette opération a été répétée jusqu'aux premiers jours de septembre, enrayant avec peine les progrès de l'ulcère et de la suppuration. A ce moment, il se fait une poussée qui envahit complètement la partie centrale de la cornée et s'avance vers la la partie supérieure. L'abcès était franchement déclaré et sa marche envahissante semblait le diriger surtout vers la partie supérieure. En ce point saillie d'un blanc jaune-paille, en même temps douleurs considérables.

Le 5 septembre. Le point blanc jaunâtre est cautérisé avec un stylet rougi à la lampe à alcool. La brûlure est douloureuse mais le malade est soulagé pour le reste de la journée.

Le 6. L'endroit cautérisé est indiqué par une facette dont le fond est grisâtre, mais dont les bords ont encore une teinte jaune-paille. Nouvelle cautérisation faite à côté de la première, même effet.

Le 7. Trois cautérisations du côté supéro-externe.

Le 15. Depuis les dernières cautérisations la transformation de l'ulcère n'a pas cessé un instant de se faire. Le bourrelet jaunâtre saillant s'est affaissé, et a pris une teinte grise.

Le 21. Toute la partie autrefois abcédée de la cornée, a une coloration, uniforme grise. On reconnaît encore les trois points cautérisés sous forme de petites facettes.

La pupille commence à se laisser voir à la partie supérieure, mais l'iris ne se dilate pas encore.

Le 10 octobre. La cornée a repris sa courbure normale et son poli. A son centre on voit une petite facette qui indique un des points cautérisés. Les autres n'ont pas laissé de trace. Dans tout le tiers supérieur la cornée a sa transparence normale. Dans les deux tiers inférieurs, opacité grisâtre qui va en diminuant de la phériphérie au centre. La chambre antérieure est un peu rétrécie par la projection de l'iris en avant. Pas d'adhérence de cette membrane. Au point de vue fonctionnel, la vue est encore un peu trouble. Un peu de larmoiement et de photophobie; plus de douleurs. Le malade demande à sortir, se trouvant assez amélioré.

Claude Clavier, tailleur d'habit, 50 ans, entre dans la salle Saint-Sacerdos, nº 46, service de M. Gayet le 24 août 1876.

Il y a trois semaines, le malade dont les antécédents n'offrent rien de particulier s'est piqué la cornée gauche un peu en dehors de la partie central, avec un épi de blé, jusqu'à présent pas de soins; il s'est formé lentement sans grande souffrance un ulcère qui le force à entrer à l'Hôtel-Dieu.

Tous les deux tiers inférieurs de la cornée sont infiltrés de produits blancs laiteux, de consistance pulpeuse. En même temps gonflement des lames cornéennes. La chambre antérieure contient du pus dans sa partie inférieure : quelques douleurs péri-orbitaires.

Le 25 août. L'abcès est ouvert, gratté avec la pointe d'un stylet de Bowman, puis touché avec l'eau chlorée. Ce traitement est continué pendant huit jours en l'absence de M. Gayet. L'amélioration ne se montre pas, au contraire la consistance de la cornée devient de plus en plus pulpeuse.

7 septembre. Cautérisation au fer rouge ; à dater de ce jour l'ulcère s'affaisse, perd la coloration jaunâtre pour devenir grisâtre ; il se vascularise et la cicatrisation s'opère sans adhérence irienne.

Le 16. Sortie du malade. Leucome cornéen en voie de résorption. Pas d'adhérence irienne.

25 novembre. Le malade revient se montrer, le leucome est complètement formé, il n'empêche pas la vision de ce côté. Légère conjonctivite palpébrale, pas de douleur; la pupille se contracte parfaitement.

J.-B. Duriat, cultivateur, âgé de 57 ans, né à Beyron (Ain), entre à l'Hôtel-Dieu, salle Saint-Sacerdos, service de M. Gayet le 13 août 1876. Il y a 3 jours il s'est piqué l'œil avec un épi de blé, et à l'endroit de la piqûre il s'est formé un abcès de volume d'une tête d'épingle. Rien à la région péri-orbitaire, rougeur et injection de la conjonctive, de l'œil gauche, à la partie centrale de la cornée, opacité d'un blanc laiteux, pupille contractée, léger hypopion, photophobie, douleurs.

13 août. Incision de l'abcès, qui est ensuite touché avec l'eau chlorée. Cette opération répétée pendant trois jours provoque chez le malade, une névralgie trifaciale intense.

Le 18. On applique trois pointes de feu sur la partie moyenne de la cornée avec l'aiguille de bas rougie à la lampe à alcool.

Le 19. Le points cautérisés ne présentent pas de facette. La cornée à perdu sa coloration jaune-paille pour en prendre une plus franchement grise.

Le 30. L'ulcère monte vers la partie supérieure de la cornée, et forme dans sa marche un bourrelet saillant : cautérisation dans ce point.

Le 22. Un tiers supérieur de la cornée reste seul intact. Toujours bourrelet. Nouvelle cautérisation.

Le 29. L'ulcère est enrayé. La transformation grisâtre des produits purulents se fait surtout à la partie inférieure, à la partie supérieure on observe toujours un petit bourrelet blanc : cautérisation en ce point.

7 septembre. La cornée est guérie, une infiltration grisâtre en occupe tous les deux tiers inférieurs.

Le 11. Toute la portion occupée par l'ulcère est grisâtre, sauf pourtant à la partie inférieure, où l'on voit un point de la grosseur de la tête d'une épingle, superficiel qui tend à la guérison.

7 octobre. Sortie du malade, plus de névralgie ; l'œil est un peu douloureux à la pression ; léger larmoiement. Leucome occupant les deux tiers inférieurs de la cornée. Dans le tiers supérieur la cornée est libre, transparente. Derrière, on voit la chambre antérieure un peu diminuée, mais sans synéchies.

2 janvier 1877. Le malade revient pour une fistule lacrymale : du côté de l'œil cautérisé, on trouve les paupières rouges, un large leucome central de la cornée sans adhérence de l'iris ; la chambre antérieure est diminuée. Le malade peut voir par la partie supérieure de la cornée.

Marie Labasse, 37 ans, dévideuse, entre le 19 août 1876, dans la salle Ste-Marguérite.

Fréquentes ophthalmies dans le jeune âge. Elle aurait eu des leucomes qui auraient disparu aujourd'hui. Depuis sensibilité excessive des yeux. Il y a trois semaines, sans causes déterminantes bien appréciables, la malade a été prise d'une affection qui s'est localisée sur l'œil gauche. Au début, rougeur, larmoiement, sensation du gravier ; pas d'amélioration malgré les traitements employés. Une tache apparaît sur la cornée, forçant la malade à entrer à l'Hôtel-Dieu.

La malade se plaint de douleurs périorbitaires intenses à gauche, marquées surtout pendant la nuit ; les paupières de ce côté sont rouges, tuméfiées, la conjonctive bulbaire est rouge, léger chémosis sur le cornée, à la partie inféro-médiane entre les lames de la cornée, collection purulente en train de seformer : ramollissement de la membrane mais sans perforation ; pas d'hypopion. Du côté droit on observe un peu d'inflammation.

26 août. Après quelques jours de traitement, voyant l'état de l'œil empirer M. Gayet pratique une cautérisation de l'abcès au fer rouge.

27 août. Pas d'amélioration notable, l'état est stationnaire.

28 août. L'amélioration se déclare, l'abcès est affaissé. Légère cautérisation.

1 septembre. L'abcès se déterge. On voit arriver des vaisseaux.

15 septembre. Le malade sort guérie avec un leucome.

Marie Julliard, 41 ans, cultivatrice, entre dans la salle Ste-Marguerite, le 4 juin 1877.

Bonne santé habituelle. Il y a 24 ans, elle perdit l'œil gauche dans des circonstances qu'elle ne peut préciser, probablement à la suite d'un abcès de la cornée. Depuis 15 jours, l'œil droit est devenu douloureux sans cause. On vit apparaître une tâche blanche. Depuis, diminution progressive de la vue qui est actuellement nulle.

4 juin. La cornee présente à son centre un abcès, occupant toutes les couches externes de la membrane, avec large hypopion, pupille nette, chambre antérieure conservée. Iris moyennement dilaté. Incision de Sœmish sans difficulté.

5 juin. L'abcès ne s'est pas agrandi. Il est constitué par une zone centrale brunâtre, comme granuleuse autour de laquelle se montre la dégénérescence mucotique. Chambre antérieure diminuée; après détersion de l'abcès, on aperçoit une fusée en bas. Cautérisation ignée.

6 juin. Détersion prononcée de la plaie; les parties dégénérées n'existent plus. Pas de hernie de l'iris. Un cautère.

7 juin. Détersion plus grande. Les bords ne sont ni gonflés, ni diffus comme au début. Un seul point inférieurement est un peu gris. Application d'un petit cautère.

9 juin. La détersion a bien marché. Nouvelle cautérisation.

11 juin. Sous la simple pression d'un pinceau imbibé d'eau chlorée, la chambre antérieure s'est vidée. Un petit liseré de sang s'est montré.

12 juin. Bon état local.

14 juin. On remarque sur l'ulcère quatre petits points blanchâtres, que l'on cautérise à l'aiguille. Pas de douleurs.

15 juin. On voit arriver des vaisseaux.

2 juillet. L'ulcère se cicatrise très-bien. Légère conjonctivite; pas de synéchie antérieure.

Antoinette Simeau, 66 ans, tisseuse, entre dans la salle Ste-Marguerite, le 4 juin 1877.

Elle fait remonter le début de son affection à 15 jours. En triant l'herbe dans les blés, elle aurait été piquée à l'œil par un épi, ou par une autre plante. A la suite, douleurs, photophobie, sensation de gravier, et bientôt perte partielle de la vision du côté gauche.

A son entrée, abcès, occupant le quart inféro-externe de la cornée présentant au centre la dégénérescence mucotique, et sur les bords la dégénérescence purulente, ouverture de l'abcès par le procédé de Sœmish, puis occlusion.

5 juin. On pratique plusieurs cautérisations avec l'aiguille sur l'abcès, excepté sur un bourgeon central vasculaire et communiquant avec l'iris qui est soigneusement évité.

6 juin. La surface de l'abcès s'est complètement détergé; sauf en deux points en bas, on l'on voit encore des parties blanchâtres suspectées. Au centre on aperçoit un point qui semble être l'iris. Trois applications du cautère en évitant avec soin l'iris.

7 juin. On fait disparaître avec les ciseaux la petite hernie de l'iris; occlusion. La détersion paraissant suffisante, on ne cautérise pas.

9 juin. Deux points ne sont pas satisfaisants, on les cautérise, puis lavage à l'eau chlorée.

11 juin. Détersion pas absolument complète. Encore un point escharotique qui ne présente cependant pas un aspect assez mauvais pour être cautérisé.

12 juin. Bon état.

15 juin. Un point suspect en bas, cautérisation, puis lavage à l'eau chlorée.

25 juin. Le malade sort de l'hôpital, sa vision est assez bonne. Elle présente sur la cornée une ulcération en voie de guérison; les vaisseaux arrivent de tous côtés. Pas de synéchie antérieure.

Mariette Choirier, 44 ans, cultivatrice, entre dans la salle Ste-Marguérite, le 6 juin 1877.

Abcès de la cornée remontant à quinze jours, survenu sans cause appréciable. Les douleurs névralgiques et la diminution de la vue amènent la malade à l'hôpital.

On observe de la rougeur de la conjonctive; sur le centre de la cornée gauche, un abcès de forme sémi-lunaire, à bords nets mais jaunâtres. Iris contracté. On pratique sur-le-champ l'incision de Sœmish.

7 juin. Un peu d'hypopion; les bords de l'abcès restant toujours jaunes on fait une application de cinq pointes de feu.

9 juin. Toujours un peu d'hypopion. Cautérisation nouvelle.

11 juin. Encore un peu d'hypopion, la cornée reste un peu tomenteuse; plus de douleurs.

12 juin. Lavage à l'eau chlorée.

14 juin. Détersion complète. Les vaisseaux arrivent de tous côtés.

19 juin. L'état local s'améliore de jour en jour.

2 juillet. On observe une synéchie capsulaire, mais point de synéchie antérieure.

Victoire Bruchon, 64 ans, cultivatrice, entre le 18 juin 1877, salle Ste-Marguerite.

Il y a 18 jours en sarclant du blé, elle a senti deux fois qu'elle se piquait l'œil. Elle ne s'en préoccupa nullement. Quand les grandes chaleurs arrivèrent, elle a senti, dit-elle, sur l'œil une perle qui est l'abcès actuel. Elle appliqua un traitement empirique ridicule.

A son entrée, conjonctivite et sclérite, léger chémosis ; la cornée droite a perdu sa transparence à son pourtour ; l'abcès de forme ovale transversalement occupe le centre de la cornée, ne laissant voir que la partie supérieure de la pupille ; hypopion, chambre antérieure distendue, iris terne. Cautérisation à l'aiguille, consistant dans l'application de six pointes de feu disposées circulairement. Une pointe appliquée au centre de l'abcès détermine l'ouverture de la chambre antérieure qui se vide.

19 juin. L'état local s'est amélioré, encore un peu d'hypopion. La pupille se dilate un peu. Cautérisation, suivie de lavage à l'eau chlorée.

22 juin. Il reste un petit point central jaune que l'on touche légèrement. Le reste va bien.

23 juin. Detersion presque complète ; lavage à l'eau chlorée.

Sortie dans les derniers jours de juin, il s'est formé un leucome, qui permet encore la vision. Il existe une synéchie antérieure à la partie inférieure formée avant l'intervention, car à la partie supérieure la chambre antérieure subsiste intacte.

Cusset Guillaume, 64 ans, cultivateur, entre le 21 juin 1877, à l'Hôtel-Dieu.

Début il y a un mois et demi par un traumatisme (en piochant la terre). Peu de jours après l'accident, une tache se montre vers le centre de la cornée droite ; il y eut de la rougeur de l'œil, et la vue disparut complètement.

A son entrée, tuméfaction des paupières, un peu d'ectropion, douleurs périorbitaires ; l'abcès occupe plus de la moitié inférieure de la cornée droite, en envoyant un fort prolongement en haut : dégénérescence mucotique, aspect tomenteux. Cautérisation avec l'aiguille. La cautérisation ne provoque pas de douleur ; le lavage consécutif à l'eau chlorée est au contraire douloureux. La cautérisation modifie considérablement l'abcès, il a beaucoup diminué d'étendue et a pris la forme d'un triangle à sommet supérieur, et à base supérieure.

22 juin. Nouvelle cautérisation.

23 juin. Les vaisseaux arrivent ; cautérisation de quelques points suspects.

25 juin. La situation du malade est bonne et n'inspère plus de crainte, lorsqu'il reçoit un coup de chapeau dans l'œil. La cornée se perfore et la chambre antérieure se vide, quelques traces d'hémorrhagie.

27 juin. L'abcès est réduit à un espace triangulaire, dans lequel on voit une masse mucotique tirant sur le gris. Au centre, réseau rougeâtre vasculaire. A l'extrémité interne du diamètre oblique la cornée est encore un peu pulpeuse. Cautérisation de ce point.

2 juillet. Au centre de l'abcès est une petite masse mucotique, à l'extrémité interne du diamètre horizontal est un bourgeon saillant vasculaire paraissant formé par la hernie de l'iris. L'inflammation périphérique subsiste encore; peu de douleur, conjonctivité légère, l'autre œil est sain.

Alphonse Autie, âgé de 26 ans, menuisier, né à Villelaque de Sallanque (Pyrénées-Orientales), entre à l'Hôtel-Dieu, salle St-Saccrdos, nº 79, service de M. Gayet, le 26 juin 1876.

Il y a dix ans, le malade fut atteint d'une affection analogue, dit-il, à celle qu'il a aujourd'hui: à sa suite des taches se seraient formées sur la cornée. Il y a trois mois, après un refroidissement il éprouve de la cuisson dans l'œil gauche, la conjonctive devint rouge, et il souffrit passablement. Trois semaines après, l'œil droit fut également atteint, et le malade entra à l'hôpital de Valence d'où il sort pour entrer à celui de Lyon.

On n'observe rien de particulier à la région orbitaire; mais sur la cornée de droite on aperçoit deux petits ulcères du volume d'une tête d'épingle, situés à la partie supéro-externe; leurs bords taillés à l'évidoir indiquent la forme profonde. A l'œil gauche, leucome verticalement étendue sur la partie médiane de la cornée, nettement arrêté en dehors et en dedans. La pupille droite est paresseuse et se dilate peu sous l'influence de l'atropine. Douleur périorbitaire, photophobie, larmoiement.

Pendant près de deux mois, l'occlusion ainsi que d'autres traitements sont inutilement tentés pour amener la guérison.

Le 14 août, M. Gayet fait la cautérisation ignée des ulcères avec un stylet rougi à la lampe à alcool. Suites immédiates ordinaires.

16 août. Les ulcères sont un peu infiltrés dans leur fond et sur leurs bords. L'eschare n'est pas tombée.

17 août. L'eschare est tombée. Amélioration marquée dans l'état des ulcères, qui paraissent moins profonds qu'auparavant. La pupille se laisse mieux dilater par l'atropine. Des vaisseaux se montrent.

29 août. L'infiltration des bords est grisâtre : le fond des ulcères se relève de plus en plus.

6 septembre. A la sortie du malade : aux points cautérisés facettes avec infiltration grisâtre, planes, non déprimées. Au point de vue fonctionnel, les résultats sont frappants; le malade, qui était atteint d'une photophobie si intense qu'il ne pouvait regarder, peut ajourd'hui circuler et aller à la lumière sans le moindre inconvénient : il ne souffre plus.

Louis Bazin, âgé de 19 ans, camionneur, entre à l'Hôtel-Dieu, salle St-Sacerdos, n° 48, le 21 septembre 1876.

Fréquentes affections oculaires dans l'enfance, toutes les années au printemps, conjonctives à récidives. Ganglions sous-maxillaires engorgés. Cette année, au mois de mai, la conjonctivite annuelle a reparu et persiste encore aujourd'hui. Une blennorrhagie contractée à cette époque par le malade a-t-elle eu de l'influence. Depuis le 12 août, photophobie intense, larmoiement, douleurs périorbitaires. C'est surtout l'œil droit qui est atteint. De ce côté, les paupières présentent une surface cutanée rouge et vascularisée, le bord ciliaire un peu gonflé. La conjonctive palpébrale est injectée. Sur la cornée on observe une ulcération large, superficielle à la partie supéro-externe de la membrane, tout autour infiltrats nombreux. Chambre antérieure libre, iris sain.

22 septembre. Cautérisation superficielle avec une aiguille rougie au feu. Dans la journée, le malade dit avoir beaucoup souffert.

23 septembre. Calme, l'œil n'est pas douloureux, pas de larmoiement.

24 septembre. Le larmoiement reparaît; sensation de gravier.

26 septembre. Pas d'amélioration. Nouvelle cautérisation.

1er octobre. Amélioration sensible, le malade peut ouvrir l'œil et regarder.

8 octobre. L'amélioration persiste. On voit arriver des vaisseaux.

15 octobre. Sortie du malade, plus de photophobie, ni de douleur. Le malade ouvre facilement les yeux, qui sont encore un peu enflammés; leucome sur le lieu de l'ulcère guéri.

DU KÉRATOCONE.

On désigne sous le nom de kératocone une affection de la cornée, caractérisée par une saillie conique et transparente de cette membrane, saillie qui en occupe soit le centre, soit plus rarement un point de la périphérie.

On l'appelle aussi staphylome diaphane, cornée conique, kérectasie conique, cornée en pain de sucre, hyperkératosis, ochlodes, conicité de la cornée; mais il ne doit pas être confondu avec une autre affection de la cornée caractérisée par une distension parfois considérable de cette membrane, qui prend une forme régulièrement sphérique. Je veux parler du staphylome sphérique ou kératoglobe, que l'on rattache généralement à une hydropisie de la chambre antérieure.

Le kératocone paraît avoir été observé depuis fort longtemps. On trouve dans le deuxième volume du traité des maladies des yeux de Scarpa (Paris, 1807) une observation du docteur Ware qui se rapporte certainement à l'affection qui nous occupe. « Je ne sais trop, dit-il en terminant, dans quelle classe de maladies des yeux la ranger, et si on peut la rattacher au staphylome. »

Demours dit qu'il possède des notes relatives à plus de cent cas de cette espèce, tirés de la pratique de son père et de la sienne propre. Pour lui, cette affection ne demande pas une intervention chirurgicale active, et il ne lui opposait que la compression. Dans le tome IV de son traité des maladies des yeux, on voit au-dessous d'une gravure, représentant une cornée conique, un bandage particulier destiné à la compression de l'œil.

Williams Adams, en 1817, se basant sur un cas favorable de sa pratique, vante comme traitement l'extraction du cristallin, même lorsque celui-ci n'est pas atteint d'opacité.

Plus tard Weller, dans son traité des maladies des yeux (1828), donne une description exacte de cette affection, qu'il désigne sous le nom de *propulsion conique de la cornée*.

Jusqu'alors les auteurs s'étaient occupés de décrire le kératocone, et n'avaient guère proposé de moyens de traitement actifs. Mais dès ce moment, on voit paraître des travaux sur la pathogénie et la thérapeutique de cette affection, en particulier ceux de Sichel (*Bullet. de thérapeut.*, t. XXII, 1842), qui expose ses idées sur la pathogénie et le traitement de la conicité cornéenne, puis ceux de Bowman (On the conical cornea and its treatment by opération. Ophth. hosp. records, 1859), où il recommande l'iridodesis, que de Wecker simplifie bientôt en lui substituant l'enclavement irien simple; ensuite ceux de Bader (congrès périodique internat. d'ophthalm. tenu à Londres en 1872).

En 1868, de Graefe, qui dix ans auparavant avait proposé l'iridectomie, vante la cautérisation du sommet du cône avec le crayon de nitrate d'argent, pour produire une cicatrice. Enfin, dans ces derniers temps, il faut signaler les travaux nouveaux de Bowman et de M. Abadie.

Avant d'énumérer et de discuter les divers traitements proposés contre le kératocone, je crois utile de décrire rapidement les symptômes de cette affection, et d'en rechercher l'étiologie et la pathogénie. Cette étude permettra de suivre plus facilement les essais des chirurgiens et de comprendre le but qu'ils se sont proposés dans leurs recherches.

SYMPTOMATOLOGIE.

Essentiellement constitué par une saillie conique de la cornée, le kératocone offre une symptomatologie des plus caractéristiques. Les individus qui en sont atteints ne présentent pas seulement la déformation particulière qui a valu à cette affection le nom qu'elle porte ; mais ils se plaignent de leur vision plus ou moins troublée, aussi faut-il examiner séparément les signes physiques et les troubles fonctionnels.

Signes physiques. — Au début, l'affection est peu marquée, mais après quelque temps on peut être mis sur la voie du diagnostic, par l'examen des images catoptriques, par l'éclairage oblique et par l'examen ophthalmologique.

Dans la cornée normale, les dimensions d'un objet, qui s'y réfléchit, ont partout la même étendue, pourvu toutefois que l'objet soit partout également éloigné. Mais si la courbure est modifiée, et c'est ce qui arrive dans le kératocone, les dimensions du reflet sont en rapport avec les rayons de nouvelle courbure. Dans le cas présent le reflet ira en s'amincissant, à mesure qu'il se rapprochera du sommet du cône et permetira de soupçonner une courbure anormale.

En projetant sous divers incidences la lumière réfléchie par l'ophthalmoscope, on voit le côté opposé à la partie éclairée du cône se couvrir d'ombre, et l'on pourra ainsi découvrir des altérations de courbure qui n'auraient pas été aperçues à la lumière ordinaire.

Dès lors, si l'on examine la papille du nerf optique, on ne la verra pas avec des contours nets.

Mais lorsque l'affection a fait des progrès, la seule inspection du profil de l'œil suffit. On aperçoit l'œil terminé en avant par une saillie conique, transparente, à sommet mousse arrondi, et présentant parfois, mais non toujours, une légère opacité nuageuse, et même une ulcération superficielle. Si on l'examine de face, on constate au centre du cône un reflet de lumière de forme triangulaire et le sommet paraît étincelant surtout s'il n'y a pas d'opacité. A l'éclairage oblique, on observe l'agrandissement de la chambre antérieure. Si l'on comprime la cornée à travers les paupières, on remarque facilement que cette membrane est peu résistante, et plie sous le doigt. L'œil semble plus mou que d'ordinaire, ce qui prouverait l'amincissement de la cornée et contredirait l'opinion qui fait dépendre l'affection d'une pression intra-oculaire trop considérable.

Troubles fonctionnels. — Au début, lorsque la saillie cornéenne est peu sensible, les malades se plaignent de ne pas aussi bien voir à distance ; ils sont obligés de rapprocher les objets, et cependant, malgré l'amélioration qu'ils éprouvent alors, les objets ne leur apparaissent plus dans leur netteté primitive. A mesure que l'affection progesse, le trouble de la vue à distance augmente ; les malades, pour voir, rapprochent les objets de plus en plus; ils prennent les positions les plus bizarres, ils penchent la tête d'un côté ou de l'autre, et instinctivement rapprochent les paupières de manière à laisser passer la lumière suivant la direction la moins défectueuse. Mais ces efforts les fatiguent, une douleur péri-orbitaire se fait sentir, l'œil devient larmoyant, et ils sont obligés de renoncer à toute occupation.

Il est facile de se rendre compte de ces troubles fonctionnels. Par suite de la saillie cornéenne, il se produit un allongement de l'axe antéro-postérieur de l'œil, et, en outre, une anomalie considérable dans la courbure de la cornée : ses divers méridiens changent, et il en résulte des anomalies de réfraction d'autant plus marquées que le cône est plus prononcé. L'allongement de l'axe antero-postérieur donne lieu à une myopie acquise, les cônes lumineux n'arrivant plus sur la rétine que suivant des cercles de diffusion.

Mais la myopie n'est pas le seul trouble observé; autrement, les verres concaves remédieraient complètement à ce défaut de réfraction. Malheureusement l'œil en éprouve d'autres, qui résultent de la différence considérable du pouvoir réfringent, non-seulement des divers méridiens de l'œil, mais encore des divers secteurs de méridiens. En un mot les malades sont atteints d'un astigmatisme irrégulier, et c'est pour remédier à ses effets, qu'on les voit rapprocher leurs paupières, incliner la tête, de manière à amener en tâtonnant au niveau de la fente palpébrale un méridien oculaire dont la réfraction soit moins mauvaise.

Les malades peuvent aussi être gênés par la diplopie, résultant de la différence d'acuité visuelle des deux yeux et du défaut de convergence des deux axes optiques.

Ils peuvent également voir les objets multiples, être atteints d'une véritable polyopie monoculaire. Ce qu'on a expliqué par la présence à la surface de la cornée de petites éminences et de petits creux. Quoique Sichel dise ne les avoir jamais aperçus, malgré tous les soins qu'il ait apportés à leur recherche, et affirme n'avoir pu trouver un malade affecté de kératocone se plaignant de ce trouble visuel ; cependant la plupart des auteurs admettent la possibilité de leur existence.

Quelques malades sont aussi atteints de strabisme. Deux malades observés par A. Bérard présentaient un strabisme divergent : ce qu'on peut expliquer par les efforts qu'ils faisaient instinctivement pour diriger vers les objets extérieurs les parties de la cornée, dont la courbure était normale.

ÉTIOLOGIE ET PATHOGÉNIE.

L'étude des causes de cette singulière affection a toujours donné lieu aux discussions. Cependant, malgré les divergences des auteurs, on possède assez de documents pour arriver à une certitude presque complète sur son étiologie et sa pathogénie, questions très-importantes, car c'est sur elles que reposent les indications du traitement et de l'intervention chirurgicale.

Cette affection s'observe à tous les âges, mais plus fréquemment chez les jeunes sujets, et l'on a remarqué que les femmes y sont plus exposées que les hommes. Le climat semble aussi exercer une certaine influence sur le développement de cette affection : d'après White Cooper, elle est à peu près inconnue dans le nord de l'Allemagne, moins connue dans le nord de l'Angleterre, qu'au sud et à l'est de cette contrée, plus rare en Ecosse qu'en Angleterre où elle est assez commune, ainsi que le reconnaît Bowman.

Quelques auteurs pensent que la cornée conique se rencontre souvent dans la même famille. C'est ainsi que Fano dit l'avoir observée sur plusieurs enfants de la même famille, que Lawrence rapporte dans la Lancette anglaise, t. XI, p. 462, le cas d'une jeune personne de 18 ans, dont les yeux étaient depuis deux ans atteints de kératocone, et dont les frères et sœurs, au nom bre de trois, avaient la même affection. Cependant Bowman, qui a observé beaucoup de ces cas, en a vu très-peu où plus d'un membre d'une même famille en était atteint.

Enfin, d'après d'Ammon, le kératocone coïnciderait avec une forme particulière du crâne, dont les faces latérales seraient aplaties et la voûte plus saillante et rejetée en arrière.

Quant à ses causes proprement dites, les auteurs sont partagés. Pour les uns, le kératocone serait toujours congénital, et, dans ce cas, les deux yeux seraient atteints, mais à un degré différent. Une amaurose, le nystagmus, la cataracte, le strabisme se montrent alors souvent chez le nouveau-né atteint de cornée conique.

Pour les autres, il serait toujours acquis ; dans ce cas, un seul œil est ordinairement pris, et il se développe le plus souvent de 15 à 30 ans. Cependant il peut débuter plus tard, c'est ainsi que Bowman la vit commencer à 50 ans.

Si l'on a bien observé les diverses conditions d'âge, de climat, de santé, qui accompagnent le kératocone, et si l'on est assez d'accord sur la valeur de leur action, on est loin de s'entendre sur sa pathogénie. Pour William Adams, la présence du crisallin aurait une grande influence. Il lui fait jouer un rôle important et conseille fortement son extraction, parce qu'un malade vit beaucoup mieux que d'autres après avoir subi cette opération. Mais il est facile de constater, en réfléchissant aux conditions nouvelles de réfraction provoquées par la conicité, que cette cause ne peut guère être mise en avant.

Pour d'autres, le kératocone est dû à une pression intra-oculaire anomale plus considérable, et c'est pour remédier à cet état qu'on a proposé les ponctions répétées de la chambre antérieure, l'iridectomie, que de Graefe avait employé avec tant de succès contre le glaucome ; mais là encore les résultats n'ont pas été heureux : on soulageait bien le malade, mais l'amélioration ne durait pas, et l'affection reparaissait bientôt, ce qu'il est facile de prévoir, si l'on se reporte aux expériences de M. le professeur Gosselin. La cornée, en effet, se laisse facilement, sur le vivant comme sur le cadavre, traverser par les liquides.

Il y a déjà longtemps que ce savant a démontré par des expériences que des liquides solubles et non irritants, mis en contact avec cette membrane, passent dans le torrent circulatoire, non-seulement par les vaisseaux de la conjonctive, mais encore en pénétrant directement dans l'œil, à travers la cornée. Grâce à cette perméabilité, qui est encore augmentée par l'amincissement de la cornée, la sortie de l'humeur aqueuse par exosmose, devient plus facile, et par suite la pression interne se met en équilibre avec la diminution de la résistance de la cornée. La balance se maintient comme dans l'état normal, seulement il s'échappe une plus grande quantité d'humeur aqueuse. Cette opinion est confirmée par les observations suivantes : on n'a jamais vu la rupture du cône, et les yeux malades sont plus mous que les yeux sains (Bowman).

D'autres auteurs, se fondant sur la présence du trouble nuageux au sommet du cône, ont attribué le kératocone à la présence d'un ancien ulcère. « Il n'est pas vraisemblable, dit Mackenzie, que cette maladie dépende d'une pression exercée par l'humeur aqueuse; il est plus probable qu'elle est un effet de quelque action anormale des vaisseaux nourriciers de la cornée; je soupçonne qu'elle a quelquefois pour point de départ l'amincissement produit par une cicatrice transparente, ou facette de la cornée. » C'est en adoptant exclusivement cette opinion que quelques auteurs, et en particulier Sichel, ont avancé que toujours la distension cornéenne était due à un ancien ulcère, parce que le sommet du cône présentait toujours et sans exception une petite tache qui indiquerait une perte de substance en cet endroit. « Je ne puis, dit Desmarres (*Traité des maladies des yeux*), partager cette opinion. Quelquefois j'ai constaté la tache, mais d'autres fois j'ai reconnu que la tumeur n'en présentait pas trace. D'ailleurs j'ai vu la tache suivre et jamais précéder l'apparition du staphylome pellucide, et certes rien n'est plus facile à expliquer. La cornée est saillante, elle se termine en pointe conique ; la paupière supérieure, dont les mouvements sont continuels, enflamme peu à peu par ses frottements la pointe du staphylome et détermine la formation d'une tache dont la surface augmente ensuite dans la plupart des cas. Ces mêmes frottements de la paupière sur les staphylomes opaques n'en déterminent-ils pas l'inflammation, et cette inflammation ne va-t-elle pas souvent jusqu'au phlegmon de l'œil. » Du reste, ainsi que le fait remarquer le même auteur, toutes les ulcérations, tous les kératocèles ne sont pas suivis de cette maladie.

Reste enfin la dernière opinion qui paraît aujourd'hui soutenue par la plupart des auteurs, et a permis d'établir un traitement efficace. C'est celle qui fait dériver l'affection d'un trouble nutritif particulier inconnu dans son essence, qui enlève à la cornée sa résistance normale.

En effet, nous avons vu qu'on ne pouvait faire jouer qu'un rôle secondaire à l'augmentation de la pression intra-oculaire ; qu'on ne pouvait regarder une ulcération ancienne comme son unique point de départ. Enfin les quelques notions d'anatomie pathologique qu'on posséde sont favorables à cette théorie. Sichel, dans son mémoire de 1842, rapporte la seule dissection faite jusqu'alors ; elle fut pratiquée par Jaeger et Wagner en 1830, et les résultats sont consignés dans la thèse de Schmidt sur l'hyperkeratosis (Erlangen 1830). Cette dissection porte sur les deux yeux d'un homme de 29 ans, aveugle de naissance, comme un frère et une sœur morts avant lui. On remarquait sur l'œil droit une cicatrice évidente superficielle, non également opaque. La distension de la cornée était presque sphérique et plus forte en bas; à la face postérieure de la cornée, on apercevait une excavation entourée d'un épais bourrelet. Le centre de la cornée était plus mince que d'ordinaire. Le reste était considérablement épaissi par suite de l'hypertrophie du tissu cornéen proprement dit. La membrane de l'humeur aqueuse était normale et la face postérieure de la cornée ne présentait aucune cicatrice. Quant à la cornée gauche elle présentait une conicité plus prononcée, centrale et légèrement opaque. Cette membrane amincie de moitié environ dans son milieu était un peu épaissie dans sa circonférence.

On trouve encore une dissection faite par Hulke (Ophth. hosp. records t. II, p. 154) sur un œil enlevé par Bowman, pour une tumeur de l'orbite. « Le cône que présente la cornée, dit-il, est très-proéminent et borné à la région centrale; le sommet est nébuleux, mais partout ailleurs la transparence est complète. La surface de la cornée est polie, et n'offre pas de facettes. L'humeur aqueuse, l'iris, le cristallin sont à l'état normal. On pratique une section transversale au niveau de l'ora serrata, de façon à enlever l'anneau antérieur de la sélerotique, le procès ciliaire, l'iris et la cornée. On attache à plat sur un morceau de bois au moyen d'épingles la partie enlevée, en appliquant en bas l'iris, et on laisse sécher. On pratique alors plusieurs coupes, que l'on ramollit au moyen de l'acide acétique.

« La portion centrale du cône est beaucoup plus mince que la portion périphérique transparente, cet amincissement commençant à la base du cône, et s'accroissant progressivement vers le sommet, où il atteignait son maximum. Dans ce point la plus grande épaisseur de plusieurs coupes verticales n'avait pas le tiers de la région périphérique. La continuité de la lame antérieure était restée parfaite, mais sur le cône cette partie était plus mince que partout ailleurs et ridée. Au-dessous d'elle était un stratum de noyaux nombreux, allongés en forme de bâton, et au-dessous de cette couche, le tissu lamellaire était remplacé par un réseau de fibres médianes à queues et dans les mailles desquelles existaient des amas de grandes cellules ovales et fusiformes. La structure de la portion transparente périphérique était parfaitement normale et l'on voyait à la base du cône une transition graduelle, entre le tissu sain et le tissu malade. La laine élastique postérieure et l'épithélium tant de la face postérieure que de la face antérieure sont intacts. ».

« Les altérations que j'ai décrites, continue Hulke, étaient bornées au tissu lamellaire de la cornée, et à la lame élastique antérieure. La substitution de réseau de fibres et de cellules nuclées aux lamelles régulières de la cornée, explique la nébulosité du sommet du cône et la propension de cette membane à se laisser distendre.

Traitement.

Si la pathogénie de kératocone a été et est encore très-discutée; si les opinions ont beaucoup varié, on ne doit pas s'étonner de la multiplicité des moyens mis en avant pour le guérir. Chaque chirurgien, en effet, partant de la théorie qui lui souriait davantage, a cherché à combattre et à détruire la cause de kératocone, ou à y remédier par les moyens qui lui semblaient le mieux en rapport avec sa nature. Je passerai successivement en revue les divers procédés proposés, et m'arrêterai de préférence à ceux qui ont pour but de donner plus de résistance à la cornée en créant une cicatrice artificielle.

Je noterai seulement les collyres irritants ou astringents mis en usage pour modifir la nutrition de la cornée, et lui faire reprendre sa courbure normale ; les vésicatoires volants, les évulsifs sur le tube intestinal, qui tous ne procurerait qu'une amélioration passagère, si même elle se montra réellement.

Je me contenterai aussi de rappeler le procédé de William Adams, qui en se fondant sur l'amélioration marquée, observée chez un malade atteint de kératocone et opéré de la cataracte préconisait l'extraction du cristallin; car si cet auteur dit avoir obtenu quelques succès, Wetch, Lawrence, Textor par la même méthode, n'eurent presque aucun bon résultat, et tous les auteurs réprouvent cette opération.

J'arrive aux divers moyens mis en avant par les chirurgiens et reposant sur des données certaines. Tous ont pour point de départ les enseignements de l'expérience, ou la pathogénie présumée de l'affection. Les uns, remarquant l'amélioration procurée par l'emploi d'appareils optiques, conseillent des lunettes appropriées; les autres, faisant dépendre la conicité de l'augmentation de la pression intra-oculaire, vantent les ponctions de la chambre antérieure, la compression, l'iridectomie, ou ces deux méthodes combinées : d'autres enfin, attribuant la maladie à une faiblesse de la cornée, cautérisent cette membrane avec le nitrate d'argent. Voyons rapidement ce qu'il faut penser de ces diverses méthodes.

L'idée de combattre le kératocone par des appareils optiques est très-ancienne. White Cooper (résumé dans Revue médico-chirurg. de Malgaigne, n° 11, p. 295) dit qu'on a employé les appareils les plus bizarres et les plus variés. John Herschell conseille, dit-il, d'adapter à l'œil une lentille ayant le même pouvoir réfringent que la cornée, et dont la face postérieure soit l'exacte reproduction de ses irrégularités.

Hull veut qu'on fasse porter un instrument composé de deux lentilles, l'antérieur large et convexe, la postérieure plus petite et biconvexe, c'est-à-dire une lunette de théâtre. Donders a amélioré la vision, à l'aide d'une lunette sténopéique percée d'un petit trou, ou d'une fente étroite.

Les premiers procédés peuvent réussir, dans quelques cas, où le cône est peu marqué et les troubles de réfraction peu considérables. Mais à un degré plus avancé, lorsque l'affection entraîne un astigmatisme irrégulier, il est facile de le comprendre, il est impossible de trouver des verres appropriés.

Par la méthode de Donders, on remédie sans doute à la myopie, mais on diminue le champ visuel, et les objets ne parraissent plus dans leur éclat ordinaire. Toutefois on trouve dans les auteurs beaucoup de cas favorables à cette méthode. W. Thompson de Philadelphie (Transact. of the Americ. Ophth. Society, vol. 11, p. 2), H. Rondelack Hewetau (Ophth. hosp. Records, vol. VIII, p. 11). En résumé, il faut reconnaitre que si elle ne guérit pas le kératocone, elle est très-utile pour en atténuer les effets sur la vision.

Inspiré par ses avantages, Bowman a cherché (On the conical cornea and its treatement by opérations. Opthh. hosp. Records 1859, v, IX) à produire sur le diaphragme oculaire lui-même une fente étroite. Dans ce but, il pratique pour les cas légers une simple iridodesis, ou enclavement de l'iris en bas, obtenant ainsi une ouverture ovale ou en balcon comme il l'appelle ; et pour les cas graves, une double iridodesis, qui donne à la pupille l'aspect d'une fente verticale ou horizontale. Il préférait la fente verticale parce que les angles en sont cachés par les paupières.

De Weeker a simplifié le procédé en supprimant la ligature du prolapsus irien et en se contentant d'appliquer après l'opération un bandeau compressif. Ce procedé, qui diminue la conicité et la pression intra-oculaire, qui remplace les appareils optiques, a donné de bons résultats entre les mains de Bowman,

Critchett, Poland : mais comme il n'agit pas directement sur la cornée, ce n'est encore qu'un palliatif perfectionné.

Je ferai la même observation pour les procédés qui supposent que la pression intra-oculaire est l'unique ou au moins la principale cause du cône. La compression, dont Demours décrit déjà un mode spécial (Atlas des maladies d'yeux), la ponction de la chambre antérieure, surtout combinée avec la compression, produisent des améliorations, ainsi que l'iridectomie pratiquée en haut. Mais de Graefe, qui recommande cette dernière, n'a pas obtenu tous les effets qu'il était en droit d'en attendre, après l'application qu'il en avait fait au glaucome. La saillie cornéenne devient stationnaire, mais reprend bientôt sa marche, et la nouvelle pupille est une cause d'éblouissement pour le malade.

Les succès des précédentes méthodes ont amené les chirurgiens à s'attaquer directement à la cornée. Sichel avait déjà cautérisé le sommet du cône avec le nitrate d'argent. En 1868 de Graefe, se fondant sur les propriétés de toute cicatrice, proposa d'en créer une artificielle qui, en se retractant, diminuerait la courbure exagérée de la cornée. Son procédé opératoire consiste à tailler au sommet du cône un petit lambeau de 2 millimètres d'étendue, puis à l'enlever avec de ciseaux, en ayant soin de ne pas pénérer dans la chambre antérieure. Deux jours après, il cautérise avec le crayon de nitrate d'argent, dans l'étendue de la perte de substance produite : il renouvelle la cautérisation tous les trois ou six jours.

Aussitôt qu'il aperçoit un infiltrat d'un jaune pâle, avec injection périkératite légère, il considère l'effet produit comme suffisant et se borne à instiller de l'atropine. Pour prouver les bons résultats de cette méthode seule ou combinée avec les ponctions, il suffit de rappeler les observations consignées dans les tomes 59, 60 des Annales d'oculistique, celles rapportées dans le Journal d'ophthalmologie, dans la thèse de M. Rativeau (Paris 1873). On lui a cependant reproché d'être douloureuse, délicate à appliquer, et d'amener parfois des accidents.

C'est en partant de la même idée, que Bader, (Congrès ophth. de Londres 1872) excisa le sommet du cône, sans craindre d'entrer dans la chambre antérieure et eut des succès ; que Bowman introduisit le trépan oculaire (loc. cit.). Ce n'était pas la première fois qu'on excisait en pareil cas une portion de la cornée. Midlemore (tom. 1, p. 539) l'avait déjà conseillé : Warlomont avait proposé de tailler sur la circonférence un lambeau en V de 1 à 2 millimètres : et Fario l'avait appliqué dès 1839 (Bullet. delle scienzo medico di Bologne). Dans le début Bowman enlevait complètement avec le trépan un disque sur le sommet du cône, puis il établissait un pansement compressif. Plus tard, il ne fit franchir à la tréphine que le tiers de l'épaisseur de la cornée, puis il ponctionnait le centre de la lame et renouvelait la paracentèse à mesure que l'humeur aqueuse se reproduisait.

M. Abadie a perfectionné ce procédé, en le faisant suivre séance tenante d'une iridotomie inférieure, obtenant ainsi une fente étroite qui d'un grand cercle de l'iris remonte se confondre avec la pupille. On réunit ainsi, comme le dit l'auteur, les avantages des deux procédés de Bowman (Note sur un nouveau trait. chirurg. de keratocone, Société de chirurgie.—Hudellet, thèse de Paris 1873).

Dans toutes ces méthodes, l'idée fondamentale est la même, donner plus de résistance à la cornée, diminuer ses courbures anormales, en créant au sommet du cône une cicatrice artificielle. Mais nous avons vu que ces effets étaient obtenus plus facilement et sans danger par la cautérisation ignée. Pourquoi ne l'utiliserait-on pas, elle aussi ? Ce que nous avons dit précédemment autorise à croire qu'elle aurait de bons résultats.

M. Gayet l'a essayée, et l'expérience a démontré les avantages de sa méthode. Non-seulement elle est possible, mais elle peut rendre de précieux services, et elle mérite de prendre place à côté des autres moyens dont dispose le chirurgien contre le kératocone.

Lui reprochera-t-on d'être douloureuse? Le malade qui fait le sujet de l'observation a souffert sans doute après l'application de l'aiguille, mais il a déclaré que sa souffrance était supportable; c'était plutôt une gêne qu'une douleur vive, et le repos la faisait disparaître rapidement. Du reste il est facile de chloroformiser la malade comme l'a fait M. Gayet, et cela est prudent lorsque l'on à craindre des mouvements qui pourraient étendre la brûlure.

Lui reprochera-t-on d'être trop énergique? L'action du fer rouge sur la cornée, comme sur les autres parties du corps, est superficielle, et en suivant la mode opératoire qui a été indiqué plus haut, il est difficile de produire des désordres.

Son manuel opératoire peut avoir quelque chose d'effrayant : le seul mot de fer rouge porté sur l'œil peut faire peur au malade, mais nous le répétons, l'appareil employé peut être facilement dissimulé, et le malade ignorer même le nom du cautère.

Cette opération laisse, il est vrai, une cicatrice, au milieu de la cornée. Mais ce reproche, on peut l'adresser aux autres méthodes, et même avec plus de raison, si on se reporte aux expériences sur les animaux; car chez un lapin, l'endroit où le fer avait été appliqué même fortement ne se distinguait plus, au bout de deux mois, que par une petite facette transparente :

D'un autre côté, elle présente sur tous des avantages incontestables. Elle ne nécessite pas des appareils spéciaux, difficiles à se procurer et à manier. Elle peut se faire partout, même au lit du malade.

L'action du fer rouge est aussi très-limitée, tandis que le crayon de nitrate d'argent se diffuse souvent. Elle ne laisse pas comme lui des traces indélébiles, n'imprègne pas les éléments cornéens, et ne forme pas avec eux des albuminates.

On n'a pas à craindre les inflammations intenses qui suivent l'emploi du nitrate d'argent et nécessitent toutes les précautions que prenait Guépin de Nantes pour les diminuer et en combattre les conséquences.

Enfin l'application du fer rouge, qui ne s'attaque qu'à la surface de la cornée, ne peut produire des enclavements, des synéchies de l'iris, comme on doit en craindre après l'opération du trépan.

On peut lui reprocher, il est vrai, de ne pas diminuer la pression intra-oculaire, comme les autres procédés. Mais il est facile d'y suppléer, en pratiquant en même temps des paracentèses répétées de la chambre antérieure.

Obs. — Eugène Comte, âgé de 23 ans, cuisinier, né à Dôle (Jura), séjournant habituellement à Lyon.

Aucun antécédent héréditaire. Personne dans sa famille n'a eu la même maladie, jamais il n'a eu la vue bonne, mais depuis six ans, sa vue est allée en baissant du côté droit; auparavant, si l'on s'en tient à son affirmation, il n'a pas eu d'affection oculaire, pas de tache sur la cornée. C'est un écoulement de l'oreille qui l'a fait entrer à l'hôpital, salle Saint-Sacerdos, et non son kératocone qu'il regarde comme incurable.

A son entrée, le 13 février 1877, il dit ne pas voir de l'œil droit pour se conduire tandis que l'œil gauche est normal sous tous les rapports, on observe à droite un strabisme en dehors assez marqué, la cornée est fortement conique, la base du cone très-large, le cone lui-même transparent. Si on presse l'œil, à travers les paupières, on constate une résistance moins forte du côté atteint que du côté gauche.

Le malade ne peut arriver à lire qu'en fermant l'œil droit, et il incline instinctivement la tête sur l'épaule droite. Avec l'œil atteint il ne peut distinguer aucun caractère de l'échelle de Snellen, mais avec le trou d'épingle il distingue le n° 18 à 0m.60.

Bonne santé habituelle : cheveux blonds, tempérament mou; son crâne ne présente pas la conformation sur laquelle d'Ammon a appelé l'attention.

20 février. Cautérisation du sommet du cône avec une aiguille de bas rougie à la lampe à alcool, après anesthésie au chloroforme. Le blépharostat étant appliqué, on fixe l'œil avec une pince fixatrice et l'on applique la pointe une seule fois. Suites immédiates simples. Après la cautérisation on fait l'occlusion des deux yeux, et le malade est reporté dans son lit.

Pendant la journée, il se plaint de douleurs de cuisson. Mais il y a peu de réaction.

Le 21. La conjonctive est rouge ; mais la cornée ne présente aucune trace d'inflammation.

Le 23. Le point cautérisé paraît blanc, le cône ne fait pas autant saillie.

Le 27. Le malade lit à l'œil nu le n° 36 à 0,52

2 mars. Il lit le n° 36 à 1m,06.

Le 5. Il lit le n° 24 à 1m,05.

Le 7. On ne trouve plus de trace de l'application du fer rouge ; la cicatrisation est complète. On n'observe qu'un léger nuage au point cautérisé.

Application de deux pointes de fer après anesthésie. On place un bandage compressif comme la première fois. Quant aux suites, elles sont simples; la réaction s'est montrée les premiers jours, mais elle a rapidement disparu.

Le 21. Le malade lit le n° 6 à 0,50.

12 avril. Anesthésie au chlroroforme et application de trois pointes de fer sur le sommet de cône. Sur la demande du malade on ne place pas de bandeau occlusif ; on se contente de mettre des compresses mouillées sur l'œil.

Le 13. Le malade dit avoir beaucoup moins souffert : il ne ressent de la douleur que lorsqu'il remue les paupières. La réaction inflammatoire est assez marquée.

Le 15. La douleur et l'inflammation ont complètement disparu.

Le 16. Facette au point cautérisé, qui présente une tache blanchâtre, contours peu nets; plus de douleurs ni de rougeur.

Le 20. Même état. Le malade fait remarquer que les symptômes d'astigmatisme qui le gênaient ont beaucoup diminué.

Le 24. Le trouble n'a pas diminué, il existe sur le point cautérisé une zone nuageuse qui gêne la vision du malade, il dit en effet voir les lettres de l'échelle de Snellen comme à travers un brouillard, il lit le n° 6 à 0,25.

Le 29. Lit le n° 35 à 3,25 ; le n° 24 à 2,50; le n° 18 à 2 mètres ; le n° 6, à 0,30.

Le 30. Lit le no 6 à 0m,40.

10 mai. Le brouillard à travers lequel le malade voyait les objets s'éclaircit de plus en plus. La tache produite par la cautérisation diminue et se

limite, l'acuité visuelle est la même; la cône existe toujours, mais il est sensiblement moindre.

1er juin. Après une affection catarrhale qui le tint au lit pendant une dizaine de jours, le malade se disant assez amélioré demande à sortir de l'hopital; il n'a presque plus de strabisme du coté droit. La trace des cautérisations a beaucoup diminué; il ne reste plus qu'une tache de la largeur d'une tête d'épingle, à bords bien limités, et offrant un poli parfait. Le cône existe encore un peu, mais il est beaucoup amoindri; son sommet offre une petite facette. La vision est bonne; le malade ne se plaint plus de symptômes d'astigmatisme; il peut lire des deux yeux sans incliner la tête du coté droit comme autrefois. L'œil ne présente aucune trace d'inflammation, il lit le nº 6 de l'échelle de Snellen à 0,50, le nº 18 à 3,50 sans difficulté de l'œil droit, et les objets ne lui apparaissent plus dans un brouillard.

Paris. A. Parent, imprimeur de la Faculté de Médecine, rue Mr-le-Prince, 31

www.ingramcontent.com/pod-product-compliance
Ingram Content Group UK Ltd.
Pitfield, Milton Keynes, MK11 3LW, UK
UKHW020410230726
13925UKWH00003B/1335

9 782014 050400